講談社文庫

万病が治る！　20歳若返る！

かんたん「1日1食」!!

船瀬俊介

講談社

プロローグ——タモリもたけしも一日一食！

超元気な芸人、アスリートの秘密は？

三二年、一日一食のタモリ

「オレ、一日一食しか食べない……」

さらりと言ってのけたのはタモリさん。ギネスブックにも載った、個人司会で世界最長番組を誇った『笑っていいとも！』で、カミングアウト。一九四五年生まれ。今年でなんと七〇歳。とても、そんなお歳には見えない。というより、デビュー以来、全然歳をとっていない感じ。三二年間もの長寿番組を支えた若さの秘訣が一日一食だったのです。

とにかくデビュー以来、一日一食の超少食主義。身近な人の証言では「夜八時過ぎると、一切食べない」。そして、三二年もの間、生番組『笑っていいとも！』を風邪などの病気で休んだことは皆無という。まさに、生きる健康レジェンド。

『いいとも！』の生放送でも「一日三食は食べ過ぎ」と明言。その変わらぬ若さを身近で知った芸能人など著名人たちが、タモリさんを見習って、一日一食ファスティング（少食、断食）を実践し始めたという。

たとえば、中居正広さんは衝撃証言をしている。

「タモリさんは、27時間テレビで一回も食べなかったんですよ。僕らなんか、昼食べて、間の時間におにぎり食べてとかですけど、タモリさんは何も食べなかった」

これに対してタモリさん、平然と「食べるとね、絶対バテると思ったの」。

さらに、中居さんは「タモリさん、一週間に一回、断食してるんですって？」。

これにも平然と答えている。

「完全に二四時間、食べない！」

つまり日曜日は一切、食べない週末断食。これは二〇一四年三月二七日放送の『とんねるずのみなさんのおかげでしたＳＰ』で明らかにされたエピソード。他の出演者は、いっせいに「エーッ!?」「スッゴーイ」と絶叫。これに対して「ふだんも、夜や自宅に帰ってからは、一切食べない」と涼しい顔。まさに、芸能界きってのファスティングの元祖といえます。その若さと健康と頭の冴えは、少食の効能そのものなのです。

朝は野菜ジュースのたけし

もうひとり。お笑い界の双璧、ビートたけしさんも一日一食。

「オイラは一日一食しか食べないよ。朝は野菜ジュースだけ……」

一九四七年生まれ。今年六八歳。永遠のヤンチャパワーの秘密は、やはりファスティングにあったのです。これは『週刊ポスト』（二〇一三年七月一二日号）連載でのコメント。見出しには「『ビートたけし流ダイエット』こっそり教えちゃうぜっての」。具体的なたけしさんの一日は「朝起きたらまず、野菜ジュースをタップリ飲んで、その後は晩飯まで何にも食わない」「軍団のヤツラやら、付き人を連れて焼き肉を食いにいくこともあるけど、オイラは肉をサンチュにまいて、ちょこちょこ食って終わりだよ」「まァオイラは自分のリズムに合うからってことで一日一食にしている」

テレビに、映画監督に、そのエネルギッシュな活動ぶりは、ご存じの通り。その元気の源もまた一日一食ファスティングだったのです。

タモリさん、たけしさん、芸能界のビッグ・ツーが、揃って一日一食の超少食主義。若さと健康の大いなるヒントとすべきでしょう。

「相棒」水谷豊も千葉真一も

さらに、一日一食主義には、芸能界のビッグネームがぞろぞろ。

一五年もの最長不倒を誇り、今もシリーズが続く人気番組『相棒』の水谷豊さん。一九五二年生まれ。今年、六三歳とは思えぬ若さ。黒柳徹子さんの『徹子の部屋』に出演した時「水谷さんは、どうしてそんなにお若いんですか?」と振られて「一日一食」をカミングアウト。「ぼくは基本的に朝とお昼、食べないんですね」とにこやかに回答。ここで「小さなことにこだわる質《たち》でしてネェ……アイ」と人差し指をたてて、右京さんお得意ポーズで微笑《ほほえ》めば、きまりですね。(『徹子の部屋』二〇一四年四月二五日放送)

ハリウッドでも活躍する世界的アクション俳優、千葉真一さんも一日一食。とにかく一九三九年生まれの七六歳とは、まったく見えない。髪も髭《ひげ》も黒々。今でも現役で、後進のアクション俳優を実地で指導している。「肉体は俳優の言葉」が信条。彼は二〇〇七年に厚労省から「健康大使」に任命されているほど、病気知らず。その秘訣を問われて……。

「僕は常に、身体を若く作り変えている」と胸を張る。そして、若さの秘訣は「一つは『食べないこと』。正確には一日一食しか食べない。体を飢餓状態にすることで抗老化遺伝子といわれるサーチュイン遺伝子を目覚めさせ、体の細胞を若返らせているんです」（『日刊ゲンダイ』二〇一四年七月二六日）

彼は、知人の医師にすすめられて、しばらくぶりに二日かけて身体のすみずみまで検査してもらった、という。

「すると『うーん、不思議だなあ。以前検査した時より、数値が全部よくなっている。まるで若返ったみたいだよ』と先生もびっくり。『これは来ているな！』と僕も心の中でガッツポーズですよ（笑）」（同）

千葉真一さんには、最近、新たな〝伝説〟が加わりました。それは女子大生との親密な交際の発覚。『週刊新潮』（二〇一五年四月三〇日号）のグラビア、スクープ記事の「年齢差54歳」にビックリ。「『千葉真一』が入れ込む女子大生愛人との週末婚」とは！　四月中旬に、千葉県のマンションを訪れた二人のツーショット。「相手は、早稲田大学に通う四年生で二二歳。千葉が夢中になっている愛人」……云々（同）。千葉さんには、再婚した妻がおり、まさに不倫関係なのですが、それにしても、この若さ。夫人は「むしろ、歳も歳なので、何かあった時のために、よかったです」と、サバサバしたコメントを寄せています。しかし、歳の差、五四歳の愛人。まさに、「千葉真一に国民栄誉賞を！」。これは、勝手なジョーク（笑）。一日一食ファスティングの絶倫効果を、改めて認識しました。

福山雅治、GACKT、未唯mie……

とにかく芸能人は、体と若さと健康が資本。だから、意外なほど一日一食派が多い。たとえば――。

シンガーソングライターで俳優の福山雅治さん。一九六九年生まれ。四六歳とは思えぬ若々しさも、日頃のファスティングのおかげでしょう。

俳優、片岡鶴太郎さんも、若い頃とは様変わりの精悍《せいかん》な顔つき。演技に、絵画に、冴えを見せているのも一日一食主義のおかげでしょう。一日二時間ものボクシング・トレーニングも立派。

歌手のGACKTさんは、ベジタリアンとしても有名。プロデューサーの秋元康さんに「GACKTさんは、ホント生活感、感じないですよね？　ご飯とか食べるんですか？」とたずねられて「一日一食は食べますよ」。（ニッポン放送『秋元康の自分の時間』二〇〇一年一二月一八日放送）

京本政樹さんも「一日一食で若い頃の体型を維持、いつでも美剣士役ができる」という。女性タレントもファスティング実践者は、おどろくほど若い。

二〇一〇年九月に永続的な活動をスタートしたピンク・レディーの未唯ｍｉｅさん。デビュー当時の殺人的スケジュールを乗り切ったのも一日一食のおかげという。「かれこれ三〇年以上続く食事スタイルが『一日一食』です」「健康診断でひっかかるとか、大きな病気になったことがありません」「デビュー当時の体重は五二・五キロでしたが、現在は四五キロを保っています」（『壮快』二〇一二年六月号）

白鵬の連続優勝記録も少食から

スポーツ界も一日一食や少食派は多い。

たとえば連続優勝記録を更新した横綱、白鵬《はくほう》。「連勝記録の原動力は『少食』」と太鼓判を押すのは、白鵬の食事指導で名高い山田豊文氏（ライフサイエンスアカデミー主宰）。彼は、多くの著名アスリートの指導で、驚くべき成果をあげています。

その指導の根幹は「とらない栄養学」。判りやすくいえば〝引き算の栄養学〟。つまり、ファスティングそのもの。「細胞の一つ一つがよみがえります」（山田氏）

彼が食事指導したアスリート、スポーツ選手たちは、軒並み、素晴らしい成績をあげています。まさに、論より証拠のファスティング効能です。

「幕内優勝の最多記録を更新しようとしている横綱、白鵬関。天才バッターとして三度の三冠王に輝いた落合博満さん。大リーガーのダルビッシュ有さんや、女子ゴルフのトッププロ・横峯《よこみね》さくらさんはじめ多くのかたがたのサポートを行ってきましたが、その指導の核にあるのは『とらない栄養学』です」（山田氏『ゆほびか』二〇一四年一二月号）

あの白鵬の驚異の強さの根源が「食べない」ことだった、とは意外に思われるでしょう。「力士の普段の食事は、朝稽古の後の『ちゃんこ』と、夕食の一日二食です。しかし、白鵬関は、場所中の朝稽古の後の食事をあまり食べず、取組前には空腹でいられるようにしています。普段より食事量をぐっと減らして、一五日間を戦い抜いているのです。そのほうが体が動くし、頭も冴える。戦えるのだ、というのです。白鵬関は、それで連勝記録を作りました」（同）

そういえば、かの日本を代表するプロレスラー力道山も試合前には、前日から何も食べなかった、というのは有名な話です。「食べると力がでない」と明言しています。

「戦うものには空腹が必要なのです」（同）

それは獲物を狙うライオンを見れば、おのずと明らかです。

「他のアスリートの皆さんも、私の指導で故障しにくい体づくりに成功しパフォーマンスを高め、選手寿命を延ばしています」（同）

「骨」年齢三〇歳、桐島洋子

芸能界、スポーツ界だけでなく、文化人にも一日一食主義は、意外に多い。

二〇年以上も一日一食を貫いているのは作曲家の三枝成彰氏。

「一日一食。睡眠時間は四時間。冴えた状態をつくるには、やっぱり食べないこと。食べれば眠くなるし、頭がぼける。事実、太っていたときに書いた曲は、よくないんだよね」（『婦人公論』一九九二年八月号）

さらに、作家の桐島洋子さんも、一九三七年生まれの七八歳とは思えぬほど若々しい。七五歳のとき、雑誌の企画で健康チェックをしたところ「骨密度」年齢三〇歳、「歯」年齢四七歳、「肌」年齢六一歳と、びっくりするほどいい数値だった。

検査を担当した医師たちも「最低でも八六歳までは元気に働ける。骨にいたっては、一〇〇歳でも大丈夫！」と太鼓判を押した。

この若々しさの秘密は、やはり一日一食にあった。

「五〇歳くらいからは、年齢的にも食べる量が減り『一日一食』がずいぶん増えたように思います。実は、この食習慣こそ、健康維持に役立っているのかもしれません」「昔から、体調を崩すことが少なかったように思います。無意識に『一日一食』を選択していたのは、体がそれを知っていたからかもしれません」（『ゆほびか』二〇一四年一二月号）

桐島さんは、「食の安全」に加えて「栄養の引き算」が大切……という。奇《く》しくも山田豊文氏の主張と、まったく同じです。

これからの人類に必要なのは、「足し算」の栄養学ではなく、「引き算」の栄養学なのです。それこそ、ファスティングつまり「断食」「少食」の生き方なのです。

一日一食のライフスタイルは、まさにその基本といえるでしょう。身体も心も軽くなり、健康になり、頭は冴えわたる……まさに夢のようないいことずくめ！

あなたも、彼ら、人生の成功者のように、ファスティングで新しい人生を始めてみてはいかがでしょう？

超能力、若返り、悟り……

あなたに悩みの持病はありませんか？

糖尿病、痛風、心臓病に高血圧……さらにアトピー、うつ病、認知症などなど。それらの悩みも、ファスティングでたちどころに消えていきます。体験者たちが、皆、笑顔で語っています。

五〇〇〇年以上の歴史を誇るヨガの教義では――ファスティングこそ、万病を治す妙法――なのです。だから、あらゆる病が消えていく。ガンですら例外ではありません。万病は〝体毒〟から発症します。少食・断食はその毒素を体外にデトックス（排毒）し、身体は自己浄化されるのです。さらに、免疫力、自然治癒力が最大限に高められます。クリーンになった身体は、本源のみずみずしい生命力を取り戻します。

それは、宇宙が私たちに与えてくれた真の生命パワーです。

それは、超能力としか思えない不思議な力です。

まず、一日一食にすると睡眠時間は三時間ぐらいで平気になります。私は四〇〇字詰め原稿用紙で一日、一〇〇枚以上書くことも可能になりました。一日一食にした方が、異口同音に言うことは、頭の回転が驚くほど速くなり、仕事のスピードに自分でも驚く、ということです。

食事の量は三分の一、仕事は三倍できるようになるのです。

さらに特筆したいことは、ファスティングが老化を防ぐことは、もはや長寿遺伝子の発見で有名です。しかし、それ以上の奇跡があります。逆に若返ることです。

五〇代が三〇代に、三〇代は一〇代に見える！　それは、オーバーでもなんでもありません。

そして、ファスティングを始めた人に共通するのは、心の平安です。「怒らなくなった」というより「怒れなくなった」。あらゆることを笑いと感謝で受け入れられるようになる……。まるで、高僧のような悟りを体感するのです。

つまり、心身のステージが上がるのですね。

あまりにいいことずくめなので、まだまだ、あなたは半信半疑でしょう。

——ページを繰《く》ってください。生命の奇跡の扉が、次々に眼前に開かれていくのを体験することでしょう。

目次

第4章　若い、老けない、万病が治る！／125

第5章　夫婦で子づくり！　ファスティング／169

デザイン　大岡喜直（next door design）
イラスト　コマチハナコ

万病が治る！　20歳若返る！

かんたん「1日1食」!!

第1章

ファスティング、「奇跡」の一五連発

「空腹を楽しめ」「腹六分で老いを忘れる」

「食べない工夫をしろ!」

「食べる工夫ではなく、食べない工夫をしろ!」

　この言葉が忘れられません。私は当時、二五歳。三島市のヨガ道場を取材したときの沖正弘《まさひろ》導師の教えです。このとき、まさに初めて、プラスではなくマイナスの栄養学に出会ったのです。さらに、沖先生は、続けます。

「空腹を楽しめ」「腹が減るほど調子が出る」「それが真の健康体である」

　私は、それまでの栄養学の価値観が根底からひっくり返るのを感じました。

　さらに、沖先生は、こう喝破《かっぱ》したのです。

「腹八分で医者いらず」「腹六分で老いを忘れる」「腹四分で神に近づく」

　今から四〇年も前、我が若き日々の得難い出会いでした。それ以来、沖先生は、私にとって永遠の師と呼べる方です。

「腹六分で老いを忘れる」とは、マウスの実験でも証明されています。

　すでに、一九三五年、米コーネル大、C・M・マッケイ教授がマウスの摂取カロリーを六割にすると、一〇割の飽食ネズミに比べて、二倍生きることを確認しています。

さらに、そのメカニズムも一九九九年、レオナルド・ガレンテ教授（マサチューセッツ工科大教授）の長寿遺伝子サーチュインの発見により立証されました。

それより、はるかさかのぼる時点で「カロリー制限が長寿を約束する」ことを古代ヨガの行者は知悉《ちしつ》していたのです。

断食は万病を治す妙法

さらに、「腹四分で神に近づく」とはファスティング（少食・断食）こそ悟りに至る道であることを示します。現に釈迦、キリストなど宗教の開祖は、例外なく断食などを通じて、宇宙の真理を会得しているのです。

それも道理です。ヨガは、五〇〇〇年以上の歴史を誇る最古の心身哲学です。それは、長い間の実践に裏打ちされた心身科学でもあります。

そのヨガ教理の筆頭に、こうあるのです。

「ファスティングは、万病を治す妙法である」

つまり「断食で治らない病気はない」。その真実を、ヨガ教義は、太古より看破《かんぱ》していたのです。

カロリー半減、寿命は倍増

「栄養は多ければ多いほどよい」

こう説いたのは今も〝栄養学の父〟と称えられるカール・フォン・フォイト博士（独、ミュンヘン大教授）。

ところが、長寿遺伝子の発見は、その近代栄養学を根底から粉砕するものでした。フォイト栄養学は、「身体に良いものは、とり過ぎるということはない」とまで言い切っています。しかし、ガレンテ博士の発見した長寿遺伝子は、真逆の結論を導き出したのです。つまり「栄養は少ないほどよい」。マウス実験のマッケイ報告は、カロリーを六割にすると寿命が倍増する……という衝撃事実を明らかにしています。

しかし、今から八〇年も前に発表されたこの報告は、歴史の闇に葬り去られたのです。

「食べる量を約半分にしたら、寿命が二倍になる」

こんな事実を人類が知ったら、食糧消費が半減してしまう。それは、農業や食品産業の売り上げ半減を意味します。食糧価格は暴落するでしょう。地球規模で食糧利権を支配している巨大な勢力にとって、それは絶対に許すことはできない。そこで、マッケイ報告は〝不都合な真実〟として闇に封印されたのです。

しかし、カロリー制限で寿命倍増……というミステリアスな現象は、アンチ・エイジング（抗齢学）の学者たちを魅了しました。その後、抗加齢学者たちは細々と、実験を繰り返し、カロリー制限つまりファスティング（少食・断食）こそ、生命を活性化させ、寿命を延ばすことを確認したのです。その生命の神秘は、驚いたことに酵母菌など単細胞生物から、サルなど哺乳類まであらゆる生命体に共通する現象だったのです。

つまり、長寿遺伝子の発見は、まさに近代栄養学を根底から覆したのです。

それは〝栄養学の父〟フォイト理論の完全崩壊を意味します。

フォイトは〝プラスの栄養学〟を唱えました。しかし、真理は〝マイナスの栄養学〟にあったのです。

三食のうち一食は医者のため

〝マイナスの栄養学〟の真理は、すでにタモリさんやたけしさんなど著名人たちが実践する一日一食の効能が証明しています。それでも、まだ多くの人々が「たくさん食べるほど、健康になる」と〝洗脳〟されています。

それも、無理はありません。政府（厚労省）や医学界、栄養学界からマスコミまで「一日三食しっかり食べろ！」の大合唱です。

ドイツには次のような諺《ことわざ》があります。

「一日三食のうち、二食は自分のため。一食は医者のため」

つまり、「三食しっかり食べて、しっかり病気になって、しっかり稼がせてね」という意味なのです。その背景には地球規模の医療利権、食糧利権による人類支配の構図があることは、いうまでもありません。

一日一食、見よ！　驚異の一五大効能

奇跡が起きる、驚いた！

私は、これまでに『3日食べなきゃ、7割治る！』『やってみました！1日1食』『若返ったゾ！ファスティング』（三五館）などで、数多くの一日一食の実践者たちに取材してきました。さらに、自らも一日一食を実行することで、驚くべきその効用を確認してきました。具体的に、一日一食の「奇跡」的メリット一五をあげてみます。

❶持病が消えていく

糖尿病から水虫まで、長年の悩みの種の病気が、ウソのように消えていきます。

なぜでしょう?

まず、万病は〝体毒〟から発症します。〝体毒〟とは、身体の中に溜《た》まった毒素です。なぜ、体の中に〝毒〟が溜まったのでしょう。それは、新陳代謝能力を超えるほどに〝食べた〟からです。代謝しきれなかった老廃物は、身体のあちこちに、とりあえず〝溜める〟しかありません。その毒素の多くが蓄えられるのが脂肪組織です。しかし、それ以外に、全身細胞一つ一つにも〝体毒〟は蓄えられます。

とりわけ代謝能力の弱った組織や器官に溜まった毒素は、悪さをします。感染症や炎症、発ガンなどがその典型です。ところがファスティングを実践する、つまり、食べない。すると食べ物のインプットが、一時、ストップします。身体は排毒のアウトプットのみに専念できます。つまり、身体は自己浄化(セルフ・クリーニング)されるのです。このように断食・少食の効能の第一は、排毒です。こうして〝体毒〟が体外に出てしまえば、後にはクリーンな身体が残ります。この自己浄化こそ、ファスティングの最大の効能といって過言ではありません。〝体毒〟を排毒する、その自己浄化は、免疫力の飛躍的向上をもたらし、自然治癒力も加速されます。こうしてファスティングで生命力はいやがおうでもアップするのです。身体が中からクリーンになるのです。長年の悩みの持病が消えていくのも当然です。

❷病気にかかりにくくなる

「風邪を引かなくなった」。そんな体験者もいます。

一日一食で〝体毒〟を速やかに排出するので、免疫力、自然治癒力アップで病気にかかりにくい体質になるのです。さらに、病気の原点の一つが血行不良です。その最たるものが微小循環の阻害です。これは末梢血管に血液が届かなくなる状態を指します。人間の血管の九五％は毛細血管と呼ばれます。細いところで直径は約四ミクロンしかありません。しかし、赤血球は約七ミクロン。細い毛細血管をどうして通り抜けるのでしょう？　赤血球は自らの身体を折り畳んで通り抜けるのです。ところが過食したり、あるいは肉など動物性食品をとると血液が酸性に傾きます（アシドーシス）。すると、赤血球がお互いくっつきあってしまいます（連銭《れんぜん》形成：ルロー）。こうなると、もう毛細血管を通ることは不可能です。こうして、末梢血管の血流が阻害され、末端組織が壊死《えし》したりして、そこに病巣が発生するのです。しかし、ファスティングすると血液は正常な弱アルカリにもどります。すると赤血球の連銭形成はバラバラになり、毛細血管をスムースに通れるようになります。こうして、全身の組織に酸素、栄養分は届けられるので、病気にかかりにくくなるのです。

❸身体が軽くなる

これは、体験者が異口同音にいいます。

まずファスティングで体重が減りますから、文字通り〝軽く〟なります。それだけではありません。一日一食により血液が末梢血管をよく巡るようになります。この微小循環の改善で、身体の隅々まで血液が行き届き、新陳代謝も活発になるので、体内に老廃物（体毒）が滞らない。よって、筋肉や神経もスムースに働くため、身体がじつに軽くなるのです。具体的には、布団の中で目覚めてからの床離れがよくなります。パッと眼が開いたら、サッと起き上がっています。体が軽いので、布団の中でグズグズすることがなくなるのです。さらに日常生活でも、頭で考える前に、なんでもサッサと体が動くようになります。これは、仕事や作業の面からも実にありがたい。あれこれ悩む前に身体が動いて、はかどる。当然、能率も成果も格段に上がります。会社経営の方など、従業員にファスティング指導を行えば、業績向上は間違いありません。ちなみに一日一食主義の私は、自宅や駅の階段も二段ずつヒョイヒョイと駆け上がります。体が軽いので一段ずつ登る気にならないのです。

❹疲れにくくなる

一日一食で身体が軽くなり、作業がはかどる。だから当然です。

本書に登場するわが友人、秋元春生《はるお》さんの例が典型的です（五七ページ参照）。わずか一時間の仮眠でほぼ不眠不休の作業と、さらに二二〇〇キロを車で走破し、まったく疲れを感じなかった……という超人的な体力が身につくのです。

一日三食食べると、その消化吸収エネルギーはフルマラソンを走るのと同じだけ消費します。そのエネルギーをとられた分だけ仕事や作業で、疲れやすくなるのです。よく、お昼を食べた後、眠くて眠くてダルイという経験をします。過食こそ、身体を疲れさせるのです。

❺睡眠時間が短くなる

これも一日一食で、全員が体験します。

食後、眠くなることでわかるように、消化吸収でエネルギーがとられた分、睡魔が襲ってくるのです。山田豊文氏（前出）の説明は実にわかりやすい。

「一日三食食べると睡眠時間は九時間、二食では六時間、一食なら三時間の睡眠ですみます。そして、不食なら睡眠ゼロでもオーケーです」

つまり、少食者（スモール・イーター）は短眠者（ショート・スリーパー）になるのです。現に、今、私はこの原稿を夜中の一時半に起きて、書いています。一〇時半に寝たので、ちょうど三時間でパッと眼がさめたことになります。サッと床離れして六時間以上、ぶっ通しで原稿を書き続けています。短眠の秘訣は、夜一〇時にベッドに入るのが理想的。驚くほど寝付きがよくなります。一〇時から午前二時にかけては全身の細胞が生まれ変わる〝ゴールデン・タイム〟です。だから、ダラダラ夜更《ふ》かしグセをあらため、早寝早起きを習慣にしましょう。ちなみに、私の体験から寝酒は飲まない方がよい。寝付き、目覚め、床離れがスッといかなくなります。

❻肌が若返る

これは、特筆大書で強調したいポイントです。

ファスティングすると一人の例外もなく、肌が驚くほどみずみずしく、若返ります。皮膚は〝最大の臓器〟といわれます。それが、透き通るほど美しくなり、若返る。つまり、それだけ〝体毒〟のデトックスが進んだのです。皮膚がきれいになった、ということは内臓の排毒も進んだことを意味します。つまり、内臓も若返った。肌がきれいになった、ということは全身の若返りの証明なのです。四〇代の男性でも、一日一食を実践すると、全身が引き締まり、肌が透き通るほどきれいになります。だから、二〇代に見えてしまうのです。これは、外見も二〇歳は若返ることを意味します。

ファスティングを実践した人は、知人から例外なく「若くなった！」「きれいになった！」と驚かれます。女性の場合など美容の面からも一日一食ファスティングは、本当におすすめです。〝二〇歳以上も若返る奇跡〟を体験してみませんか？

❼頭が冴えてくる

これも一日一食実践者が全員、言うことです。

山田豊文氏によれば「脳の神経細胞のデトックス効果」だそうです。脳にも様々な汚染物質つまり〝体毒〟がたまっています。それは鉛、水銀、アルミニウムなど重金属、さらに農薬、食品添加物などなど。これらは、すべて神経毒物です。これら〝脳毒〟が神経細胞（ニューロン）に沈着、付着して、神経細胞の電気信号を阻害しているのです。ところが一日一食などファスティングを実践すると、神経細胞からも排毒が進みます。すると、電気信号がスムースに流れるようになり、記憶力から直感力まで、格段に冴えるようになります。具体的には、物忘れが解消されます。たとえば、知人の名前などどうしても思い出せない。中高年になると、そんな悩みやもどかしさは、だれでも感じるでしょう。ところがファスティングすると、それまで引っ掛かって出なかった記憶が、自分でも驚くほど、サッと出るようになるのです。これは、素晴らしいことです。なぜなら、ファスティングで認知症が治っていくからです。これも、脳から毒素を抜く〝マイナスの栄養学〟の成果です。

しかし、現代医学は、認知症の患者に、さらに〝毒素〟（向精神薬）を投与しています。神経毒で弱った脳に、さらなる神経毒を足しているのです。これで認知症が治ることなど、不可能です。

❽生き方が前向きになる

「不思議と落ち込まなくなりましたね」

ある女性は一日一食の成果を嬉しそうに語ります。これは、脳内デトックスされたからでしょう。頭も軽くなり、物ごとをネガティブよりポジティブに考えるようになるのです。三食、食べて体が重いと、何事にもおっくうになります。気が重い。それは、体が重いからです。逆にファスティングで心身とも軽くなると、あれこれ考える前に、体のほうがサッと動きます。だから、いやでも、生き方が前向きになるのです。そして、それまで嫌だったことが、嫌でなくなり、楽しくなります。対人関係でも、嫌だった人とも、不思議に打ち解けられるようになります。それまで相手の嫌なところばかり見ていたのに、良いところに眼がいくようになります。そして、誰とでも人付き合いが楽しくなるのです。つまり、人生が明るくなる。そんな人の周りには、おのずと人々の笑顔が集まります。明るい笑顔が、明るい人生を開いてくれるのです。

❾身体が引き締まる

一日一食でダイエットは確実に成功します。

これはファスティングで余分な体脂肪などが落ちていくからです。しかし、面白いことに内臓脂肪などは落ちても、筋肉はあまり落ちません。だから体型でいえば、O型のメタボ体型や、H型の寸胴体型が、ウエストのくびれたX型の体型に変貌するのです。女性の場合、バスト、ヒップは維持されます。「ヒップアップした！」という喜びの声も。つまり、健康的な理想のプロポーションになれます。男性の場合は、筋トレを並行して行うことをおすすめします。すると、腹筋の割れた細マッチョの引き締まった体型になれます。筋トレを行うと、さらに筋肉から若返りホルモン（マイオカイン）が分泌されます。つまり、シェイプアップと若返りのダブル効果があるのです。実に嬉しいことです。筋トレはジムに行かずとも、どこでも、好きなときにできます。筋肉は〝老化〟しません。〝退化〟するのです。入院患者などの筋肉退化は、急激な老化の元凶です。だから、老人施設などでは、積極的に筋トレを行うべきです。

⑩不妊症が改善する

「貧乏人の子だくさん」という言葉を思い出してください。粗食、少食こそ、子宝に恵まれる秘訣です。「空腹感」は生殖能力もアップさせます。つまり、ファスティングや断食は、男女共に、SEX能力を格段に高めます。子どもに恵まれなかった夫婦が、共に断食道場に入ったら、たちまち、子宝に恵まれた。そんな、涙、涙の感謝の手紙が、断食道場などには数多く寄せられているそうです。今、不妊症に悩む夫婦が増えています。彼らの多くは、不妊クリニックを訪ねます。そうして二〇〇万円、三〇〇万円という驚倒《きょうとう》する金額の治療費を払っているのです。それでも、子どもができる保証はありません。でも、夫婦でファスティングすれば、自然に子どもに恵まれるでしょう。

また、一日一食にした男性を取材すると、口を揃えて「毎朝、それまでなかった朝勃ちで、困るくらい」と嬉しい悲鳴（？）も聞かれます。飽食は性能力を衰えさせます。少食は性能力を劇的に高めます。なのに、世の男性たちはスタミナ（精力）を付けなくちゃ、と焼き肉やステーキなどを食べまくります。これは、コッケイなかんちがい。昔からヤセの絶倫といわれます。さらにはデブのインポとも……（失礼！）。

断食療法の権威、鶴見隆史《たかふみ》医師（鶴見クリニック院長）によれば、ペニスの動脈は、全身の動脈の中でも極めて細いそうです。だから、朝勃《あさだ》ちがない、ということは、血行障害の証し。つまりは、血流不全。それは、心筋梗塞など重大疾患の前触れなのです。だから、朝勃ちは、性欲だけでなく、健康のバロメーターなのです。

⓫寿命が延びる

一日一食ファスティングをすると、摂取カロリーが少なくなります。そのため空腹感により長寿遺伝子に確実にスイッチが入ります。だから、老化が抑制される。寿命が延びるのは当然です。様々な動物実験では腹三〜六割ほどにカロリー制限すると寿命は約二倍に延びています。だから、人間の場合も寿命二倍は夢ではないのです。中国では古来、大還暦という考えがあります。それは還暦を二回巡る。つまり、一二〇歳を達成する、という意味です。そりゃあムリだ……と、あきらめる前に、ファスティングで少しでも、その境地に近付きたいものです。私は二〇一五年四月で六五歳になりました。しかし、髪は黒々として、同年輩の友人、知人たちに驚かれます。「染めてると思った！」と。しかし、生まれてこのかた、髪を染めたことはありません。私の後輩でも五〇代で髪が真っ白という人もいます。白髪は老化のバロメーター。つまり、「食べないから若い」「食べたから老けた」の鉄則がここにも生きているのです。

⓬食費が三分の一ですむ

これは、アベノミクスならぬアホノミクスの経済不況下ではありがたい。

物価は二二ヵ月連続上昇、賃金は連続減少。これで「景気は緩やかに回復している」など、まさに詭弁《きべん》の極致。これを信じる国民は、オメデタイを通り越して、ただのアホです。節約術の第一は、無駄なカネを使わないこと。そのためにも一日一食こそ、決め技ですね。たとえば、一日三食の一食に五〇〇円使っていた、とする。それを一食にすれば、二食分一〇〇〇円が浮く。食べた〝つもり貯金〟をしているとドンドンお金がたまりウキウキしてきます。一ヵ月で三万円。一年で三六万円もたまります。夫婦で一日一食をやれば、一年間で七二万円もたまる計算です。ご褒美に海外旅行でも行きますか？　それだけではない。まず、買い物の手間も三分の一。料理の手間も、食事の時間も三分の一。それどころかお茶碗や調理器具を洗うなど後片付けの手間も三分の一。その分、趣味や仕事に没頭でき人生が有意義に過ごせます。

それと、一日一食でいやでも健康になります。だから、クスリ代や医者通いの費用までゼロ！　一日一食で健康を取り戻した四〇代の男性は、苦笑いしながら、こう言いました。

「お金が余って、余って、しょうがないんです」

⑬仕事がはかどる

「頭が冴えて」「睡眠が三分の一」さらに「買い物、料理も三分の一」。

これでは、仕事がはかどるのも当たり前ですね。私も調子のいいときは、夜一〇時に寝て、夜中の一時半頃に起きて、一気に朝の九時頃まで、執筆や仕事に没頭します。私の原稿書きのノルマは四〇〇字詰で一日五〇枚と決めています。調子がいいときは一気に一〇〇・九枚書き上げたこともあります。二番目の記録は九六・六枚。担当編集者は「常人には不可能……」と絶句しました。一日一食を実践しているある課長さんも「仕事が不思議にはかどる」と首をひねっていました。「ハイコレ！　ハイコレ！」と、サッサとやるので周囲の部下もビックリするそうです。あのタモリさんも二七時間、生特番を一食も食べずに、軽く司会をこなしました。共演した中居正広さんも「僕らはお握り食べてたのに……！」とあぜん。しかし、タモリさんは「食べるとね、絶対バテると思ったの」と平然。食べないほど、体も頭も軽くなり疲れない。古来、修験道の行者などは、それを証明しています。タモリさんの軽やかな自然体の仕事ぶりも、それを証明しているのです。

⑭趣味を楽しめる

浮いた時間と食費を、趣味に回せば、人生をさらに豊かに楽しむことができます。温泉旅行や絵画教室、家庭菜園、音楽サークル、スポーツクラブなどなど。好きな趣味を思いっきり、楽しみましょう。一日一食のメリットは、体は軽くなる。財布は重くなる。さらにお金がたまることに加えて、感性が豊かになることです。そして、寿命が延びる。さらに睡眠は短くなるので時間はたっぷり。老後を楽しむには、いいことずくめですね。夫婦でファスティングをやれば、水入らずのゆったりとしたひとときを過ごせることでしょう。

⑮感性が豊かになる

ファスティングで脳から、様々な神経毒がデトックスされます。

だから、頭が冴えて、感受性や直感力が研ぎ澄まされるのです。さらに、不思議と心が平安になります。そして、腹が立たなくなる。一日一食を始めたある社長さんは「何事も受け入れられるようになった」「自分でも不思議なほど心が落ち着くのです」と感慨深く語っておられました。つまり、高僧のような精神状態になるのです。これは、一種の悟りに近いといえます。「腹四分で神に近づく」と諭《さと》すヨガの教義を思い起こしてください。何者も許し、受け入れられる精神状態で生きられることは、ありがたいことです。

さらに、感動、感謝で感性は深く豊かになります。つまり、芸術や創作、学問、哲学などに深い啓示を与えてくれるのです。それは、新たな芸術、創作などへの取り組みへの大いなる賦与となるでしょう。そうして、人間性の幅と奥行きを広め、自己実現の充実の人生を送れるようになります。

――以上、一日一食の一五大メリット。いかがでしょう？

新しい希望の人生が、そこに広がっていることが、おわかりいただけたでしょう。

さあ……あなたも、今日から笑顔でファスティング！

第2章

あの人も、からだは軽い、若返る

少年の澄み切った肌に！34歳の奇跡

（峰真吾さん／自営業／34歳）

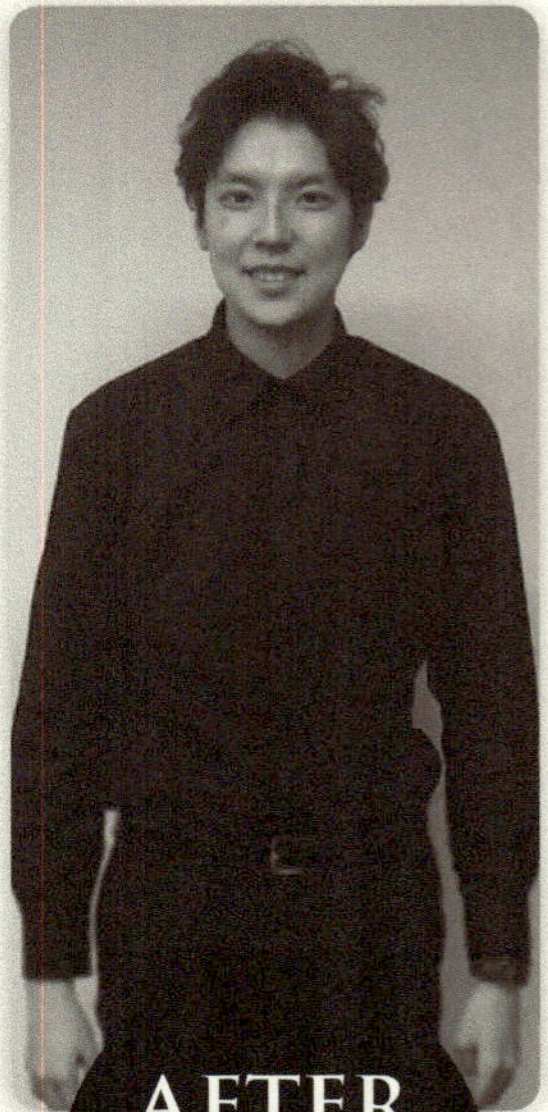

AFTER
2015年1月

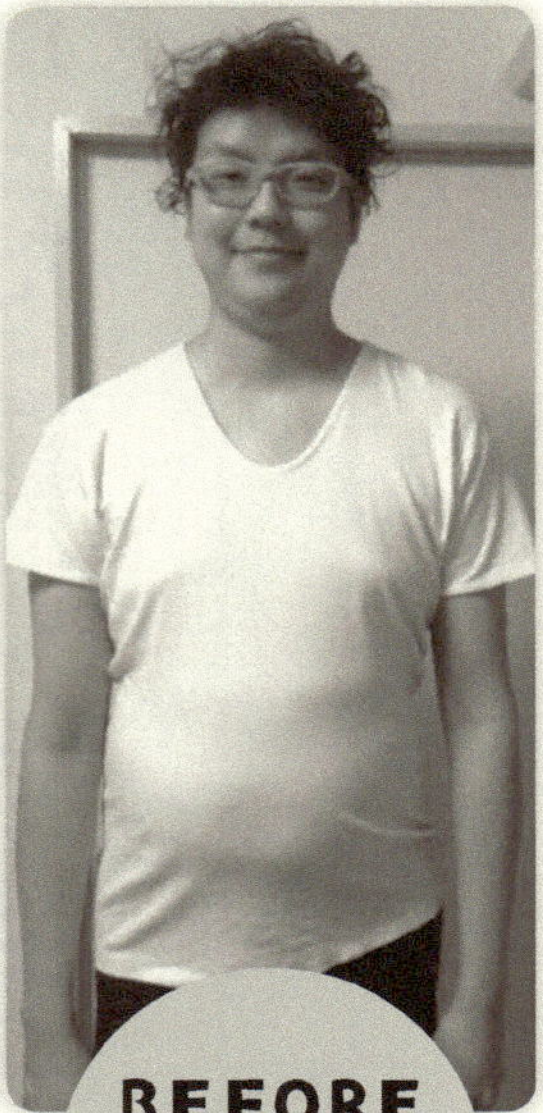

BEFORE
2014年1月

一五歳の白肌の少年は何と三四歳

あなたは信じられるだろうか？

三四歳の男性が一五歳の少年にしか見えない奇跡を……。

はじめて峰真吾さんに会ったときの衝撃は忘れ難い。スラリとした長身。まるで韓流スターのような甘いマスク。さらに驚いたのは、その肌の白さ。シミひとつない、などという表現では表せない。その肌色の白さは、もはや神秘的ともいえる。そして、はにかむ笑顔。どう見ても一五歳くらいにしか見えない（写真左）。まさに少年のみずみずしさ。学生服を着たら一四、五歳で通るのは、まちがいない。あまりの肌の美しさに「僕が、そっちの気《け》があったら君に惚れてるヨ！」と、半ば本気で言ってしまった。そして、傍らの人が「峰さんは何歳だと思います？」と言う。すると、本人が「三四歳です……」と。これには、本当に「エーッ！」と絶叫してしまった。信じられない。多めにみても二〇歳以上には絶対見えない。

一年前は何と体重八二キロ

「じつは、僕八二キロあったんです……」

これにも、またも絶叫。「ウッソー!?」。彼は、スマホでかつての写真（四六ページ写真右）を見せてくれた。その太り方は、まるで別人のよう。「じつはヒドイ乾癬《かんせん》だったんです」。写真を見せてくれたが、真っ赤で無惨。あれほど痛々しい皮膚炎を見ることは、あまりない。彼は、ファスティングに出会うことで、肥満型、体重八二キロから六〇キロまでの減量に成功。それだけでなく、一点の曇りもない色白の美しい肌もとりもどした。さらに、彼の人生は、肉体も精神も新しい次元のステージに昇華したのです。

――僕は、あなたに会って、本当に衝撃を受けた。一五歳くらいというか、ほんとうに肌きれいだねぇ！

峰：アハハ……。実は、二週間ほど前に、七日間ファスティングを終えたばかりなんです。すると、さらに皆さんに言われます。「きれいになった」「うしろ、透けて見えちゃうんじゃないの！」って（笑）。

――僕のファスティングの本が、あちこちに波紋を広げ、関心が全国に広まっています。これは大きな流れだから無視できない、と大手出版社も動きだした。編集者も、あなたの例を教えると腰を抜かすほど驚いています。「これは、もう医学の革命です」と。

峰：そうですね。僕もそう思います。

――僕もあなたを見て、驚いてる。日本人って、こんなに肌がきれいで、若々しいんだな！　と改めて感動した。僕は日本民族を見直しました。

峰：船瀬さんの本とか読んで、それを、ちょっと実践してみたんです。食べちゃいけないものは食べない。食べていいものは食べる。そうやってたら、こう、だんだんと肌がきれいになった……（笑）。

――あなたは、本当に、向こうが透けて見えるんじゃないか、と思うほど、肌がきれいだね。年齢聞いてビックリしたヨ。

峰：アハハ……そうですか。

ひどい乾癬にステロイド剤

――あなたが、ファスティングに目覚めたきっかけは、そもそも何だったの？

峰：乾癬のヒドイのがあって、ちょうど一年前の一月二四日にファスティングを始めたんです。

――エッ！　わずか一年しかたってないの？

峰：ハイ。ファスティングを始めて、一ヵ月で体重を一二キロ落とした。すると手の甲にあった乾癬が、どんどん治癒していった、というか無くなっていった。

——それは、すごいね。

峰：ファスティングを知るきっかけは、うちの奥さんが看護師さんをやっていて……。

——あなた、奥さんいるの！　見かけが十四、五だから、そうは見えないよね。

峰：エ……ハイ。結婚したばっかりです。その奥さんの仕事仲間の看護師長さんが鍼灸院《しんきゅう》もやってらして、ファスティング体験もあった。

——それは、いい関係だ。

峰：僕は、乾癬で一年くらい皮膚科に行っていました。ステロイドをずっと塗って、軽いのから始めて治らないので一番強いのをやって……それでも、治っちゃ出て……をくりかえす。基本的になんかおかしいナ……と。「全然、治らないじゃないか」と内心思った。

——それは、危なかったねぇ。ステロイドは、依存性みたいになってしまう人もいるから。

断食で体の不調が皆消えた！

峰：そうです。「おかしいなぁ」「これは、根本的にちがうんじゃないか？」と。昔から病弱だったんです。ぜんそくとか、花粉症とか、あと視力もそうとう悪かった。髪の毛も少なかった。で……ファスティングして、髪の毛が増えてきた。視力も上がってきた。あと、花粉症はまったく出なくなりました。ヘルニアも持っていたし、歯の痛みもかなり強くて、そういう全身的な痛みが消えた。

――すごいなぁ……！

峰：そうですね。人間の免疫能力は、スゴイと思います。

――国際的な医学会にファスティング成果として、あなたを連れて行きたい。

峰：本当に、これは凄いと思います。この体感、体験で、「現代医療って、なんだったんだ？」「今まで受けてたの、なに？」と思えます。

――すばらしいねぇ。ファスティングは酵素飲料で始めたわけだ。

峰：そうです。酵素飲料で始めました。最初のファスティングのやり方は、まずステロイドを塗っていたので、一ヵ月くらいは、酵素を通常に飲んで「少しずつ排毒しよう」ということで始めました。

――一ヵ月の排毒期間だね。

好転反応——三九度の熱に驚く

峰：それから、焙煎玄米、酵素ドリンク、植物エキス発酵飲料ですね。ドリンクはファスティングのとき、初めて飲みました。一番びっくりしたのが、僕、好転反応で三九度まで熱が出たのです。

――それは、ありがたいことだよ。体に溜まっていた〝毒〟が血中にドッと出たんだ。知っていたから、慌てなかったんでしょう？

峰：ハイ……。そうですね。詳しい方に電話して「これ大丈夫ですか？」「まちがってませんか？」と尋ねたら「二日くらい様子を見て、何もなかったら、それ好転反応です」といった感じでしたね。

――だけど、ふつうの人ならビックリしますよね。パニックになる。

峰：びっくりしますよ。僕ちょっと疑心暗鬼になりました。アッ、大丈夫かな？って。

――理屈がわかれば、なんともない。断食で脂肪に溜まった〝毒〟が血中に出てきた。だから、一時的に反応が出たわけです。

峰：そうですね。うちの奥さんは僕の「大量の汗が出た」ときに「ケミカルな、化学薬品のような臭いがした」と言うんです。

――文字通り、化学薬品つまりステロイドが排泄されたんだね。だから、すごい臭いがしたと思うよ。

峰：すごい汗が、大量に出た。何枚も着替えをして、でも熱は二日で治まり、三日目には風邪の症状もいっさいない。ピタっと止まって、アレッ……アレ？　と思いました。ドリンク飲んでファスティングに入った一日目には、手の甲の鬱血《うっけつ》した乾癬が、傷が修復し始めたように消えていき、お肌がツヤツヤになってきた。

――治ってきたんだね。素晴らしい。

峰：一週間たって、乾癬がまたボアッと広がって、修復して、バッと消える……という周期が何回かあって、一ヵ月後には、あんまり感じなくなっていた。出なくなった。だいたい二～三ヵ月くらいして、全部、出なくなりました。

体重二〇キロ、ウエスト一〇センチ減

――体重の変化はどうですか？

峰：野菜中心の食事にして、半年くらいで二〇キロぐらい落ちた。それでこの間、七日間ファスティングをしたんですが、体重は三キロしか落ちなかった。だけど、ウエストが一〇センチ落ちたんです。

——すばらしい。いい身体になったねぇ。
峰：そうですね。なんか、キュッと引き締まりましたね。ハイ……。
——七日間ファスティングで、さらに身体は軽くなったでしょう。

視力も劇的回復。メガネ要らず

峰：僕は食べることに最大の喜びを感じてた。だから、正直、最初はファスティングにまったく興味がなく拒絶してた。だけど、食費も減るし、健康にもなるなら、理想的な生き方ができるナ、と確信したのです。
——新しい人生の門出だね。経過はどうだったの？
峰：ファスティング一回目は味覚に変化があり、野菜・果物が大好きに。添加物を食べると、舌が痺《しび》れた。視力も回復し、メガネを換えたほどです。
——スゴイ。排毒で身体がクリーンになったからだ。
峰：酵素ファスティングをやりました。酵素ドリンク・植物エキス発酵飲料・焙煎玄米で一食置き換え。運動なし。
——一年後の写真（四六ページ写真左）は、もう別人だね。
峰：酵素ファスティングは三回目です。一年前の症状がまったく消えました。視力も一センチ先の文字しか見えなかったのに、現在は三〇センチ先がはっきり見え、メガネをかける機会が減りましたね。

――ファスティングで視力も劇的に回復！　近視の人には朗報だ。

峰：それだけじゃないんです。一年前は、乾癬、視力悪化の他、薄毛、重度花粉症、ぜんそく、ヘルニア、肋間《ろっかん》神経痛、慢性前立腺炎、虫歯、アレルギー性鼻炎に悩んでいました。

――それは病気の問屋だったナア……。

峰：まだあります。イライラ、便秘、下痢、不眠、過食……これらの症状もあり、ステロイド薬剤の他、胃薬、その他、処方薬を毎日、服用していました。

持病が完治！　若返って別人に

――それが、すべて完治し、消え失せた！　ファスティング効果は凄い！　それに、あなたは、どう見ても一〇代だ。三〇代には、絶対に見えない。若返り効果の生き証人の一人だね。

峰：妻も、僕の病気が劇的に治ったことにビックリ。それで看護師の仕事を辞めました。「病気の人のお世話をするより、病気にならない人をつくるほうが素晴らしい！」って。

――それこそ、素晴らしい！

峰：とにかく、僕の酷《ひど》かった肌が劇的に回復し、正常化した。「なぜ治った？」。調べに調べまくり、千島学説・断食・酵素・元素転換・微生物などを学びました。

――いろいろ勉強したね。

峰：ファスティング体験で、〝洗脳〟された世界観は無くなりました。自分の身体でじっさいに体験したことで、船瀬さんと同じ考えになりました。真実を追究していく一人として、これからも勉強させていただきます。

――おおいに、けっこう。君は、僕の若き同志だな（笑）。

精神のステージが一段上がった

不思議な安らぎの境地

峰：じつは、これまで僕は三日間ファスティングしかしたことなかった。ですけど、やっぱり、四日目や五日目から「脳波のアルファ波が出る」って聞いていたので、七日間ファスティングをやってみたんです。そしたら、僕けっこうアガリ性だったんですけど、人前に出るとき、まったく上がらなくなった。不思議な感覚です。なんか、一皮むけた、というか……。大人になった、というか。精神的な大人という感じです。

――悟りの境地というか、理想的な精神の状況に到達するんだね。ステージが上がるのです。

峰：アッ……そうなんです。今までの人生であったいいようのない不安感を、まったく感じなくなりました。あ……なんか位置が上がったな……と、感じましたね。

――人生のステージが、一つ上に上がった、という感じがするでしょう。

峰：本当に、その通りです。

――それと、小さなことにこだわらない、というか腹が立たないようになる。

峰：本当に、そうですね。不思議ですねぇ。同じようなことがあったにもかかわらず、気にしない。

――すばらしい。ようするに〝毒〟が抜けたんだよ。

医学は根本から変わる……

すぐ反応し、すぐ治る

峰：そうですねぇ（笑）！　体中の〝毒〟がね。七日間ファスティングして、三日目、五日目に、ちょっと湿疹が頭とかに出てきたんですね。

――それは、身体が過敏になっているから、体がちゃんと反応する。それはいい反応なんですよ。変な物がちょっと知らないうちに、体内に入ったりするでしょう。

峰：そうですよね。それが、出ているのですね。

――体が、サッと反応してくれる。体は真っさらな白紙になったからね……。

峰：ああ、なるほど、そういうことなんですね。

――僕の仲間も、ファスティングすると、ちょっと変なものを食べるとパッと反応が出て、サッと消える。ヨガの教えでもあります。本当の健康体は、すぐに反応が出て、すぐに消えるのが正常だ。人がダラダラ回復に一ヵ月、二ヵ月かかるところが、真っさらな白紙だから、すぐ反応し、すぐ治る。体がセンサーになっている。変なものに対してね。それは、ありがたいよね。悪いものを食べると頭痛がしたり、バッとお腹を下したり。悪い物を体が排泄しているから、いいんだね。

峰：なるほど、そうですね。

全てありがたいと受け止める

――あなたの周囲の人たちは、驚くでしょう。ひさしぶりに会う人は……。

峰：ビックリしますね。七日間ファスティングやる前に会った人に、一週間後会ったら、「アレーッ！　また、お肌が……」と絶句されますね。すごい、皆さん「アーッ！」とか「エーッ！」と驚かれる（笑）。

――僕もだ。指導しているこっちが感動する。生命って凄いな……と思ってね。

峰：いや、ほんとそうですね。

――神様、自然が与えてくれた生命って、裏切らないんだなぁ……とつくづく思う。正しく生きればね。

峰：そうなんです。僕が思ったのは、こうやってファスティングして、あたりまえのことが幸せで、幸せがあたりまえ……なんだと、初めて、思いました。

――人生の受け止め方がちがってきたでしょう。

峰：あ、全然、ちがいますね。今までは、なんか辛いことがあたりまえすぎて。

――クヨクヨ、いらいら、しなくなるよね。

峰：本当にそうです。不思議になくなりましたね。

――すべてを「ありがたいな」と受けとめられる……。不思議だね。

峰：そうですね。不思議ですねぇ（笑）。

――あなたの存在そのものが、ファスティングの真理を医学的に証明します。まさに、歩くエビデンス（証拠）そのものです。みんなが希望を持てるし、次から次に、あなたと同じ状態に至る人が、ものすごく増えていくことでしょう。医学が根本から変わる……僕は、確信を持ちました。

峰：僕もこのファスティングしかないな、と思いました。

――これからは、迷える人たちをあなたの体験で救ってあげてください。応援します。

峰：ハイ。そうですね。ありがとうございます！

3日で2200キロ走破！超人的に仕事クリア

（秋元春生《はるお》さん／会社経営／ 61 歳）

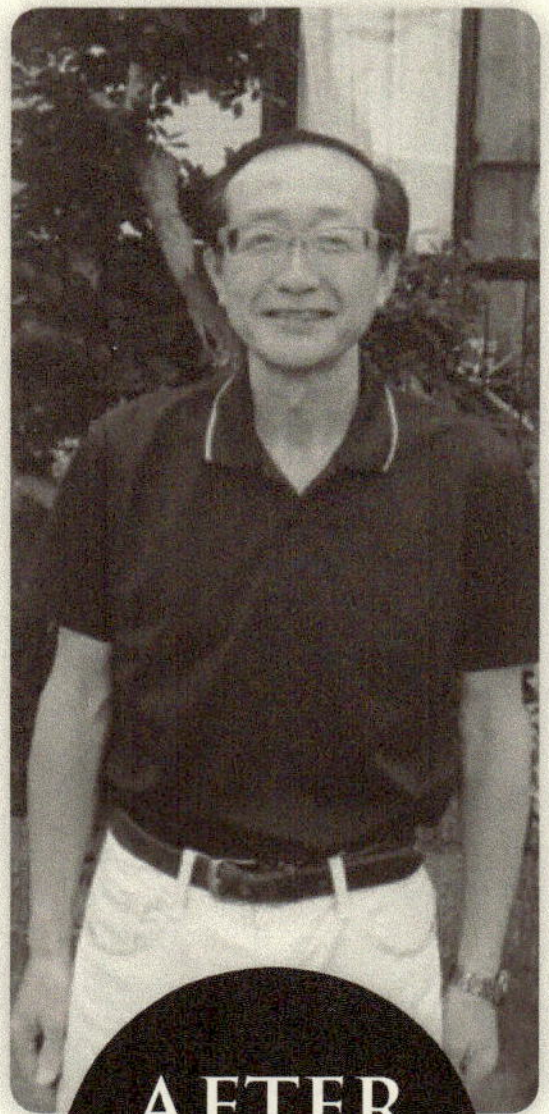

AFTER

2015年6月

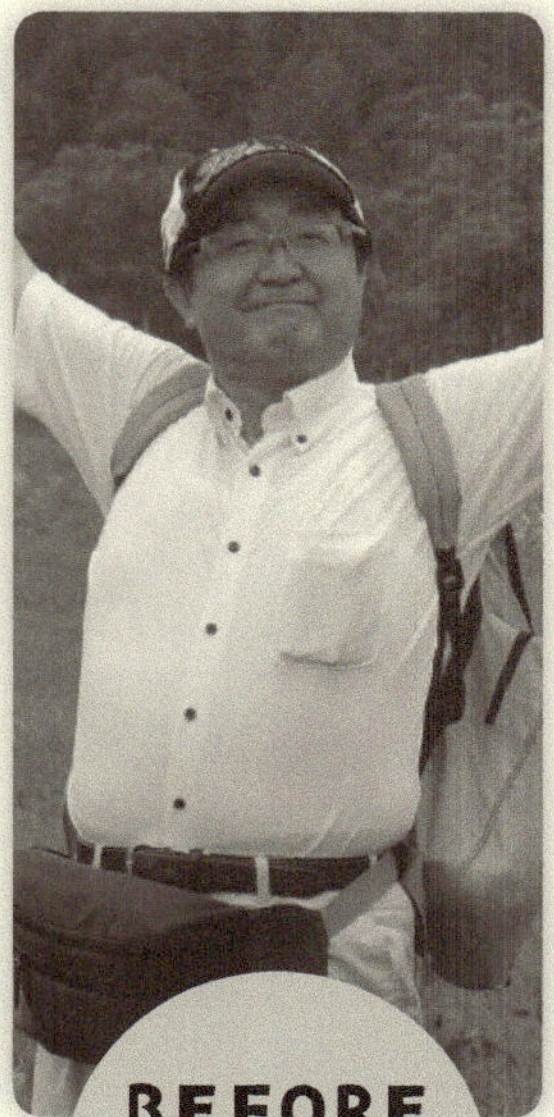

BEFORE

2013年7月

一日一食で超エネルギッシュ

「昨年、私は、還暦を迎え、大還暦（一二〇歳）に向け、新しい人生の一歩を歩み始めました。二〇一四年四月一四日から、『一日一食生活』を開始。七〇キロ近くあった体重は、現在五四キロていど。一一月一五日に、ケアプロで測定した肺年齢は四六歳、血管年齢は三八歳、そして体内年齢は、なんと三五歳と、二五歳も若返りました……」

これは、私の学生時代からの友人、秋元春生君（六一歳）からの年賀状の挨拶。彼は、日立の関連会社で電子機器メンテナンス業務を行っています。持病の痛風に悩んでいた彼は、私の著書『3日食べなきゃ、7割治る！』（三五館）を読んで一念発起。ファスティング・ライフをスタートさせたのです。

彼に、久し振りに会って、そのスリムになったことに驚きました。やや中年太りだった貫禄の体型から、青年のような体型に変貌しています（六一ページ写真左）。我が家とは、家族ぐるみの付き合い。秋元家も、皆、健やかでなにより。しかし、年賀の挨拶は、感動的ですらありました。彼のファスティング・リポートです。

「……仕事でも、疲れ知らず。先日もレンタカーで東京から石川県小松市までの五〇

○キロ以上走破し、そのまま、夕方六時からクリーンルームに入り、朝の六時まで作業し、一時間ていど、机に突っ伏して仮眠した後、再びクリーンルームに入り、夜まで作業。次の朝、三〇〇キロ走り、愛知県、知多半島で仕事。その夜、四〇〇キロ走って岡山で宿泊。次の日、広島で仕事した後、また五〇〇キロ走り、小松に行き、その後、五〇〇キロ走って自宅に帰るという全走行距離二一〇〇キロ以上を達成しても、全く疲れを感じませんでした」彼は、便りの最後に、こう結んでいます。

「……三年後には、不食の人となり、地球を救う活動をしている、と思います」

悩みの痛風をきっかけに少食を決意

飲めや、歌えのあとに

四〇年来の友へのインタビューです。その変貌ぶりに、私も賛嘆、脱帽です。

――一日一食を決心したのは、どういうわけ？

秋元：痛風があったのが、きっかけだね。

――どんな具合だったの？

秋元：今から、二～三年ぐらい前かな。工場で突然出ちゃった。連日、食べ過ぎ、飲み過ぎでね（苦笑）。当時は体重は七〇キロ近くあったな。

――痛風って、痛いらしいね。

秋元：痛い。痛い。すごく痛い。三日間も寝てたもん。完全に……。

――飲めや、歌えのあとに、出るのか？

秋元：そうそう。工場でね「仕事がうまくいったなぁ！」と、皆でワイワイやったの。飲んで、食べたわけ。すると、その夜から、たいした痛みというより違和感があった。右足の親指の脇だね。

――ハイハイ……。

秋元：ところが高崎のホテルに泊まって朝になって痛くなってきた。その日、工場に行かなくてはならなかった。だから車を運転して工場に行ったけど、痛くてクリーンルームに入れなかった。代わりの人に作業に入ってもらい、僕は車で待ってた。その間、後部座席で足を上げてね（苦笑）。心臓より上にあげてなくちゃいけない。

――ヒデェ格好だなぁ！

秋元：そうそう（笑）。で、病院に行ったんだ。すると「おそらく痛風だ」と。痛風のクスリもらったわけ。それで、とにかく仕事を休んでた。そのうち韓国から来た人を空港まで送っていかなくちゃいけなくなって、痛いけど車で送って行った。家に帰

って も痛くて、じっと足を上にあげていた。
――こりゃあ、たまらんナァ。
秋元：クスリ飲みながらネ。もちろん、もらったクスリは毎日飲んで、それでも治らないんだ。だから、会社を休んで、ずっと寝てた。
――急に来たわけだ。
秋元：ウン。ようするに三日間痛かった。それを過ぎると痛みは安らいできた。それで、その後は結局、クスリはほとんど飲まなかった。
――痛風は、出るとき、出ないとき、波があるというもんな。

「生ビール一杯タダ！」の誘惑

秋元：三日間は、たっぷり痛かったけど、それで、治ったと思ったわけだ。「プリン体の多い物は食べちゃだめ」とか「飲んじゃだめ」とか言うよね。それで、少し、自重していたんだけど、その後、出張が入った。たまたまホテルで夕食を食べようと思ったら、ホテル宿泊客にかぎり「生ビール一杯タダ！」というのがあった。アッハハ……。それに引かれて店に入っちゃった。それで、一杯飲んだ。一杯で終わりゃいいんだけど、もう一杯！　で二杯も飲んじゃった。

——ハイハイ。まさにプリン体だ……。

秋元：さらに、悪いのは、その後、どうしてもラーメン食べたくなった（苦笑）。（ワカル、ワカル……）それでラーメン食べてホテルに戻ると、やはりなんか違和感がしてきた。

——正直な体やなあ……。

秋元：正直なんだよ。それで、次の日、仕事を終えて病院にクスリをもらいにいった。クスリを飲んだら一日で痛みはとれた。だから、もうクスリは飲まなかった。で、酒を飲まなきゃ大丈夫かな、と。その後、半年くらいして君たち同窓生と皆で集まったじゃん。

——そうそう、四月一三日だったたか。愉快だったたな。

「食べない」「飲まない」で治るんだ！

一日一食に目覚める

秋元：それで君のアドバイスで一日一食にしたわけ（オーケー、オーケー！）。で、三ヵ月くらいして、なんか違和感がした。それは、性懲《しょうこ》りもなく、ちょっと飲み会があって（苦笑）。痛風が出そうになったんで、それで「飲まず」「食べず」にした。すると、一日もたたずに治った！

――食わなきゃ、治るよナ。

秋元：ウン、そう。食わなきゃ、治っちゃう。その時は、痛いというより違和感だね。「このままにしてたら痛くなるかナ」という感じ。でも、痛くならなかった。クスリも飲まなかった。休んでいるだけ。「食べない」「飲まない」でやったら大丈夫だった。「アッ、こりゃあ、体は正直だなぁ」「一日一食にしていれば、ほとんど病院行く必要ないな」と、あらためて思ったわけですよ。

――それで、よし！　これで行こう、と。

秋元：ウン。ただ、今はさぁ、プリン体ゼロのビールがよく出てる。だから、それは飲んでいるんだけどネ（笑）。

――で、七〇キロ近くあった体重を一五キロほど減らしたわけだ。

秋元：今、五三キロ。約一七キロの減量だね。

――でもさぁ。周りの友達はヒドイじゃん（笑）。君を干物なんて言ってたなぁ。

秋元：顔がもっとふくらんでいたじゃない。それが、小顔になった。やせ型の顔になっちゃった。

――一五キロ以上、やせりゃなあ……。会社などでは、皆、ビックリしてただろ？
秋元：そうそう。皆、心配して「言っちゃいけない〝病気〟なんじゃないの？」って、言ってくるわけ（苦笑）。

走れる、働ける、疲れない

――ところが、逆に、あなたの健康体はスゴイじゃない？　健康診断の数値なんかね。

秋元：そうそう。ちょっとジョギングで外を走ると七キロくらい、どんどん走れちゃう。余りに速く走り過ぎて、ちょっとヒザが痛くなって、控えたほど。

――疲れないいんだね。

秋元：ほとんど疲れない。年賀状に書いたけど、レンタカーで三日で二二〇〇キロ移動して仕事をしたけど、全然疲れなかった。小松まででも高速で六時間くらい、ブッ通しで運転しても、徹夜しても、平気だった。

――不思議に疲れないでしょ。あれは、不思議だねぇ。あとは眠くならない。睡眠が少なくてすむようになっただろ？　それに、酒を飲まなくても平気になる。俺もそうなんだけど。

秋元：まぁ、そうだね。疲れない。それと、水を飲まなくても平気になる。喉も渇かなくなる。だから、そのうちオレは不食の人になるんだ……（笑）。

――奥さんは食費が助かるゾ。一日一食だと頭が冴えてくるでしょ。

秋元：もともとオレは頭はいいけどサ……（笑）。

――で……アッチのほうは、どうだ？　アッチは。

秋元：アッチは、元気だけど、相手次第でねぇ（苦笑）。

――君のところは夫婦で現役続行で最高だよ。ご家族も、みんな幸せそうな年賀状だったなぁ。

秋元：一日一食で料理は美味しい。体は軽くなって、仕事もできる。最高ですよ……（笑）。

たった1ヵ月半で 15キロダイエット

（春田丈夫《たけお》さん／会社員／40歳）

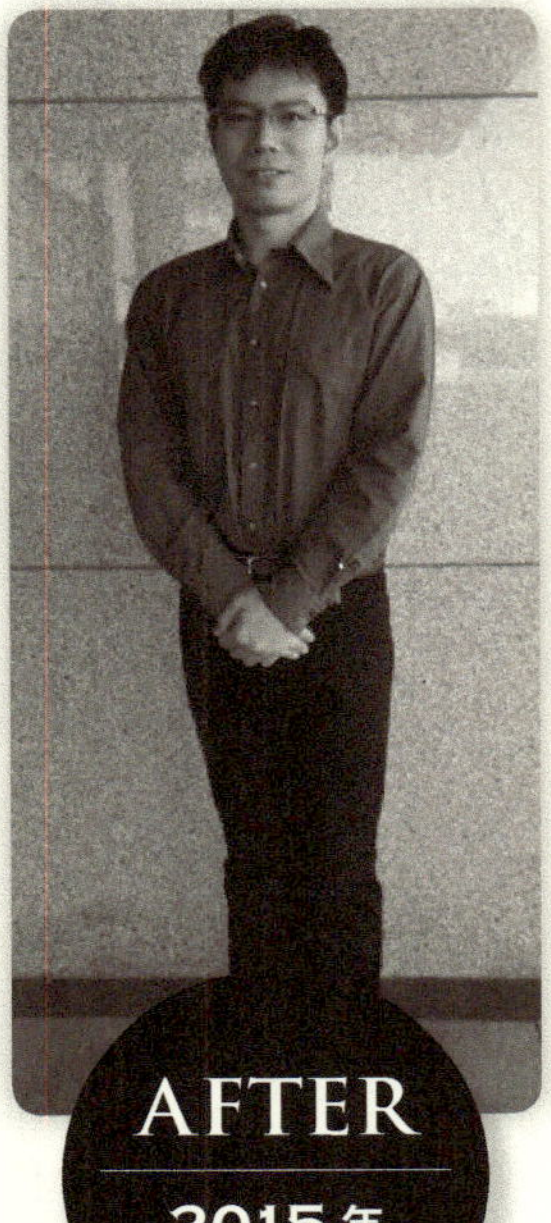

AFTER

2015年
2月

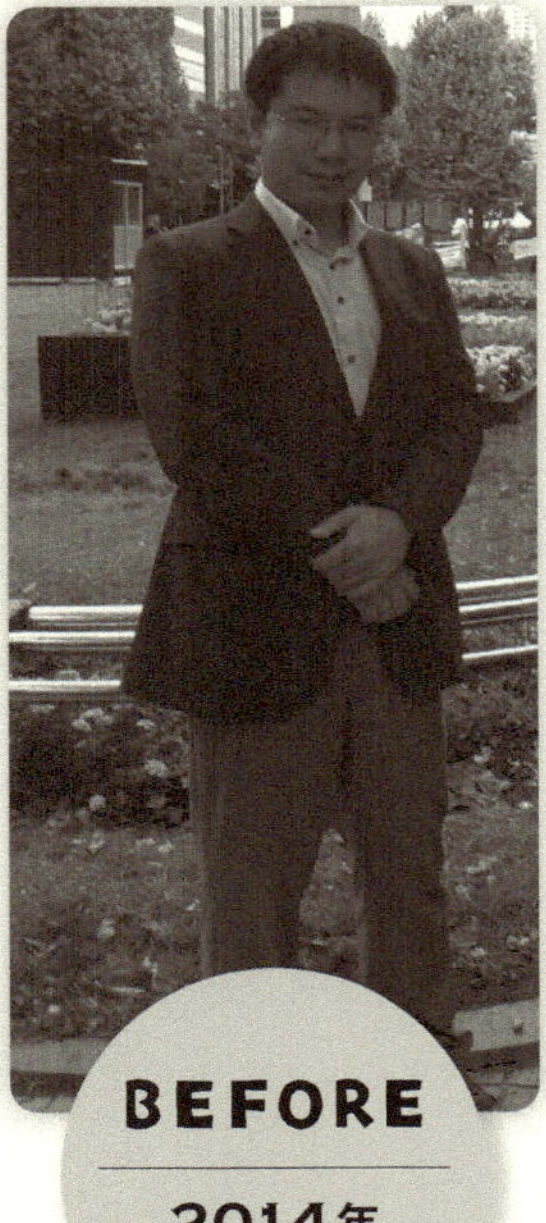

BEFORE

2014年
10月

ウエスト九〇から七八センチに

春田丈夫さん（四〇歳）は『やってみました！1日1食』（三五館）を書店で偶然手にして、一日一食を実行。二〇一四年一〇月一四日から、約一ヵ月半で八四キロの体重を一五キロ減に成功。ちょうどそのとき、私のファスティング講座に顔を出し、挨拶してくれました。お顔の肌があまりに若々しい。それで、てっきり二〇代前半だとばかり思って語りかけたら、「僕、四〇歳なんです」に、周囲も驚いた。「エッエー！　うっそー。二〇代でしょう」と集まって、口々に驚き、顔を見合わせる。

それだけ肌がみずみずしく、若々しい。これは峰さん（前出）とも共通します。「ウエストが九〇から七八センチになったんです」と、嬉しそうにほほ笑む。さらに「血圧も一五〇から一二〇に下がりました！」。一日一食ファスティングで、短期間に、これだけの成果が出るのです。

――あなたに会った半月後に、また会ったでしょう。そしたら、また若くなっていた。それでビックリした。……逆向きに歳をとってる……って感じだった。

春田：あのときの皆さんの驚きように、私もビックリしました（笑）。

診断の医者も驚く改善ぶり

――今は、体重六七キロ、ウエスト七八センチで、落ち着いている感じだね。

春田：落ち着いてます。先日、病院に行ってエコーを撮ったんです。すると、脂肪肝などの数値が全部エライきれいになってました（笑）。毎年、毎年、引っかかってたのに。脂肪肝とコレステロールの数値が毎年、高かったんですけど……と言ったら、「エエッ⁉　まったくきれいで、問題ないですよ」と医者が驚いてました。

――結局、あなたの体がクリーンアップされたわけですよ。これから、周りの人に広めるといいですよ。あなたは、ファスティングの伝道師としてがんばってください。応援しますよ。

春田：ファスティングに成功した人たちに、「いっしょに行動しましょう」と、誘われていますよ（笑）。一日三食、食べてた頃は、体が重く、階段は避けてました。寝ても疲れがとれず、集中力も出ない。この写真（七〇ページ写真右）を撮った一〇日後から、一日一食をスタートさせました。

彼は、最初の出会いから、約半月後にも私の講座に参加。そのとき、さらに若返っていたので、周囲はさらに驚いた。肌は、よりみずみずしくなり体も引き締まって、二〇代に見える若々しさです（七〇ページ写真左）。私は『できる男は超少食――空腹こそ活力の源！』（主婦の友社）に、迷わず、彼のビフォー・アフターを紹介しました。

やってみました！　一日一食

――一日一食を始めたきっかけは、やはり私の本ですか？

春田：ハイ、『やってみました！1日1食』ですね。偶然、本屋で見かけ入手したのです。

――体重は一五キロ減、血圧も改善してましたね。いいことずくめですね。

春田：そうですね。ハイ。血圧は一五〇から一二〇。体重八四キロだったのが六七キロに引き締まりました。

――八四キロとは、けっこうな体重ですよね。きっかけは、体の不調があったからそれを治したいということだった？

春田：朝起きても疲れがとれてない。寝ても疲れがとれない。昼は眠たくて集中力が出ない。色々、そういう状況があったですから、ハイ。

――なるほど。今四〇歳ですね？

春田：あ、そうです。ハイ。
――お仕事は、経営企画部、システム室の企画推進課の課長ですね。どんなお仕事の内容なのでしょう？
春田：デスクワークで、パソコンと向き合うような仕事が多いですね。
――ああ、そりゃあ、ストレスたまるなぁ……。それで、お子様は何人いらっしゃるの？
春田：一人息子で九歳です。

寝付き、集中力が悪いので

――あ、そう。キャッチボールする、とおっしゃってましたね。それでも、寝付きが悪い。体や頭のキレが悪いなぁ……というのがあったわけですか？

春田：そうです。で、偶然、船瀬さんのご本に出会い、改善することが書いてあったので、早速購入しました。

――なるほど。最初は、急に一日一食にしたのですか？

春田：そうですね。いきなり一日一食にしました。朝、お昼を抜いて、晩ごはんを食べる。

――どうしても食事は夜になりますね。だけど、会社の同僚から、「あなた食べなくていいの？」とか「大丈夫？」なんて、言われませんでした？　心配されなかった？
春田：されましたね、ハイ（苦笑）。「大丈夫？」とか「倒れるんじゃないの？」とか。ハッハッハ……。
——どこか、悪いんじゃないの？　とかね。で、体重が落ちてくると、また、余計な心配するヤツがいるでしょう、まわりに。
春田：そうですよね（笑）。心配し、そのうち、倒れるんじゃないか……って。
——だけど、ぎゃくになるでしょう。僕の友達も、スリムになるほど、元気になって、周囲を驚かせていますよ。あなたの場合も同じだね。
春田：ハイ。そうです（笑）。

毎日のガムが全く噛めなくなる

——体調変化で、最初はまずガムを噛むと不味《まず》くて、噛めなくなった、と言ってましたね。化学物質というか添加物の味を敏感に感じるのだね。

春田：ありますね。もともと習慣で、一日中、ガムを噛んでいたのですが、一日一食を始めると、すぐに噛めなくなった。

——ファスティングやった人は、みんな言いますね。ガム噛めなくなったって。

春田：本当に、噛めないですね。

——あと、嗜好《しこう》、食べ物が変わった？

春田：ええっと、油っこい中華料理をよく食べてましたけど、それも、やっぱりなんかダメになった。胃もたれしちゃいますね。あとは、やっぱりお菓子とかダメになった。

——甘い物、口にするクセのある人は、言うよね。

春田：そうですね。それに手が出なくなった。それとカップラーメン。ほんとに食べなくなりました（笑）。

——食えなくなったんでしょ？

春田：食べなくなった、というより、食べられなくなった！

——オエッとなるよね。「よく、こんなもの食ってたな」と思うでしょ？

春田：思いますねぇ（苦笑）。

——面白いもんだ。味覚が変わったんだね。というより、味覚が正常になった。

春田：そうですね。ほんとうに（笑）。

肌が若返った！　と皆が驚く

――じゃあ、写真見た人は感心するけど、体は引き締まって、いいことずくめだね。ただ、今まで、着てた物が、ちょっとダブダブになるなぁ……。

春田：（笑）そうなんですヨ！　ええ、スーツやズボンがゆるくて着られなくなった。反対に、一〇年前にきつくて着れなくなったスーツや服を、ほかそう（捨てよう）と思ってたのが着れるようになった。ハッハッハ……。捨てなくて、よかったですよ。

――奥さんも協力的だったでしょう？

春田：ヨメも、もともと添加物の問題とか関心があって、そういう志向だった。それが、最近は、さらに極力、添加物が入っているものなど食べなくなったですね。

――あ、そう。あなたの影響だ。そして、あなたの肌はきれいになった。若返った。それは、みんな異口同音に言うでしょう？

春田：みんな言いますね。それに、「肌のツヤがよくなった」と自分でも思いますね。

――顔つきが若返ったよね。もはや一〇代みたいだ。

春田：やっぱり「ウン、若返った！」という人がすごく多いですねぇ。久し振りに会った人、みんなに「若返った」と言われ、驚かれますね。それと、なぜか頭が冴えて、仕事が自分でも驚くほどてきぱき速くなったですね。指示もサッサッ……と、矢継ぎ早になり、まわりもビックリしてます（笑）。
——最後にアッチのほうは、どうなの？
春田：それが……（苦笑）、スゴイんですよ。毎朝……。
——だろう？　みんなファスティングするとそうなる。おおいにけっこう（笑）！

新進ジャーナリストも
14キロ減、大変身！

（宮城《みやしろ》ジョージさん／ジャーナリスト・翻訳家／31歳）

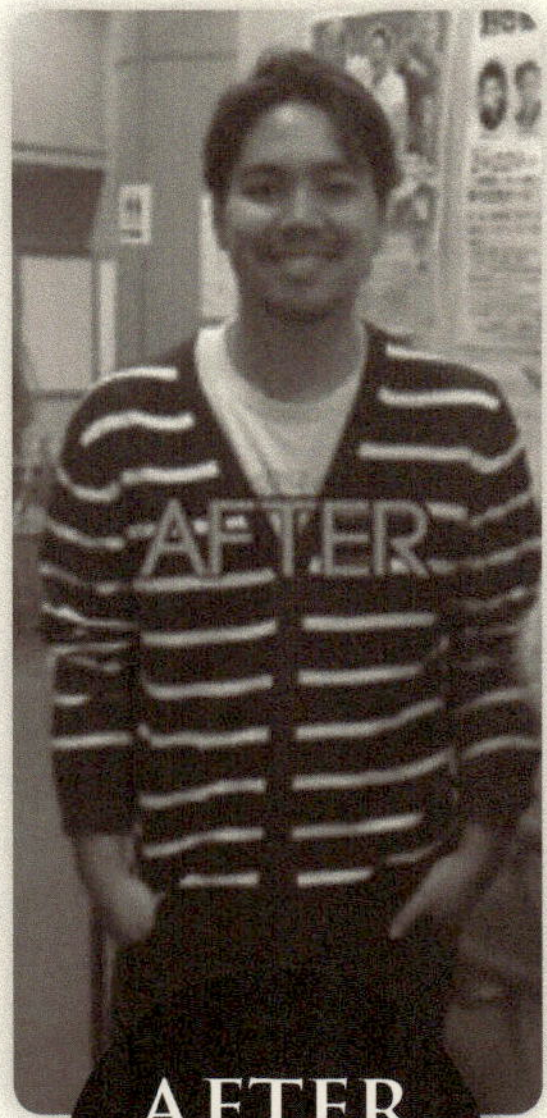

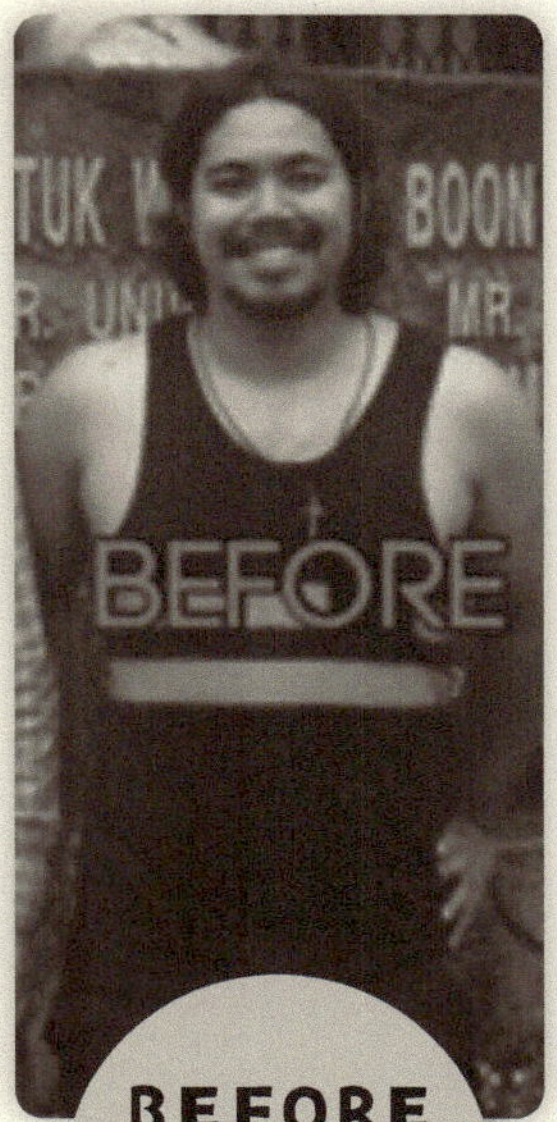

AFTER
2015年
3月

BEFORE
2014年
9月

若手ジャーナリストの変身

宮城ジョージさん（三一歳）は新進気鋭のジャーナリストです。

ブラジル人と日本人とのハーフ。なんと日本語の他、英語、ポルトガル語、スペイン語、イタリア語、ガリシア語（スペインの土着語）を自在に操るマルチリンガル。そのデビュー作、『99%がバカに洗脳された国NIPPON！』（ヒカルランド）には感服。その卓抜した言語能力と聡明な正義感。それらを駆使した傑作です。その冒頭メッセージ。

「私の生まれ育った南米で《反ロックフェラー政権》が次々に誕生していることをあなたは知ってますか？　もちろん知らないでしょう！　だってあなた方は、完膚なきまでに騙されているのですから――テレビに、新聞に、国家に、そして世界支配者に！」

つまり、この本は《世界レベルの覚醒》から完全に取り残されてしまった日本人に告げる《リアル陰謀論》なのです。

しかし、今回、取り上げるのは衝撃的な陰謀論ではなく、彼が見事にスリムに変身した衝撃的事実です。彼は、私の本で一念発起、一日一食を実践して体重を一四キロも落としたという。悩みのタネだった持病の偏頭痛も消えてしまった。彼との対談公開シンポの場で、そのリアル体験を聞いてみました。

対談をきっかけに一日一食

——あなたの今のブログ写真を見て、驚きました（七九ページ写真左）。最初、約半年前に会ったときは、ふっくらしていた（写真右）のに、大変身ですね。今日、お会いしても、まるで別人だ。スタイルもよくなりましたね。なにが、きっかけだったの？

宮城：去年一〇月、ヒカルランドから一日一食のジャーナリスト、船瀬さんと対談するから、と連絡があった。でも、この体型じゃ、説得力ないじゃないですか（笑）？

——僕の本を読んで始めたの？

宮城：最初は、僕、一日一食というのはできなかったです。

——それは、そうだよ。急にはムリだよ。めまいがするよ（笑）。

宮城：そうなんですよ。急には無理。大丈夫かなぁ……って、思いました。それで最初は、朝食抜きで、やれるところから始めた。これが去年の一〇月中旬くらい。それで二週間くらいで、朝、食べなくても身体が慣れたわけです。「これから、一食だなぁ」。それで、昼抜きにした。そこから、最初の三日間はしんどかったです。
――しんどいよね……。
宮城：三日、四日くらいは、しんどくて、もう食べ物以外、頭になくて、けっこう大変だったんですよ（笑）。まわり見ても、食べ物、食べ物……これ幻覚見るんじゃないかって思うくらい本当の空腹に襲われた。それを過ぎると、なんか意外とラクなんですよね。アッ……ほんと、大丈夫だ！　と思った。そこから、じょじょに身体が慣れていった。

五ヵ月で体重一四キロ減！

――変化におどろいた？
宮城：僕は、フェイスブックやってて、けっこう写真をアップしているんです。一二月になって二ヵ月前くらいの写真を見ると、スゴ～イ変わっているのに気がついた（苦笑）。で、自分のホームページにも載せたんです。体重を計ったら、ファスティング始めて三週間で八キロやせた。その後二ヵ月くらいでさらに六キロやせて……最後は、マイナス一四キロになりました。それから体重は減らない。で……この体型なんです。

――ベーリィ・グッド！

宮城：僕は船瀬先生の「食うな」「動くな」「寝てろ」の教えとか『3日食べなきゃ、7割治る！』（三五館）なども、読ませていただきました。

――もとは、何キロあったの？

宮城：八二キロありました。今は六八キロです。

――じゃあ、理想体型だな。

宮城：身長が一七〇センチなので、もうちょっと……ですね。食うものがアブラっこいもので……（苦笑）。

――ブラジル風の料理だとしょうがないなぁ。だって、牛肉がすごく安く食える。いわば、主食だよね。ブラジル人の。

宮城：そうですね。両親と、もう二〇年くらい日本に住んでいます。でも母が向こうの人で、やっぱり、僕もブラジルの血が入ってるんで（苦笑）、御飯よりそっちなんですよ。食生活は六割くらいブラジル風ですね。それでも一〇年くらい前から、我が家でも味噌汁作ったりするようになった。でも、基本的にはアブラっこい食事が中心なのです。それでも、一日一食にしただけで、これだけ変わった。まあ、体重が変わるのは当たり前ですよね。やっぱり、カロリー摂取量が減るわけですから。ただ、それだけじゃなくて、体調もよくなった。僕、もともと頭痛持ちなんですよ。何回か、病院にいっている。

持病の偏頭痛が消えた！

――ヘッディク（頭痛）だな。

宮城：そうです。偏頭痛持ちで、病院にいってもなんか医者は「これ、気圧の変化じゃないの？」とか、「急に寒くなったり暑くなったりすると、そうなるから」とクスリだけ、ドーンッとくれるんですよ。

――クスリでやられるよなぁ……。

宮城：そうですね。それで根本的に解決する治療は何にもしてもらってないんです。で、一日一食にしたら、ウソのように偏頭痛が消えた！「アッ、ほんとだ！一日一食、いいじゃん」と思った。

――すばらしい。グッド・ニュースだ。

宮城：たぶん、一日三食食うことは、もうないと思います。で……ときどきね、やっぱりなんか飲み会や会食があったりするので、二食のときもあるけど、朝昼、食べることは、この五ヵ月間、ないですね。基本一食、多くても二食です。

外見も五歳は若返った

——身体の調子はどうですか？

宮城：やっぱり体調もよくなった。「若くなった」と言われました。三〇歳なので、もともと若い部類に入ってますけど……（笑）。さらに、僕……以前は、三二か三三くらいに見えると言われていた。実年齢より三歳くらい上に見られていた。ところが、今は二五歳くらいに見られるようになった。これが僕の体験です。

——くわしいことを知りたかったら、僕の『やってみました！1日1食』（三五館）を読みなさい。（会場、笑）

宮城：僕もそれを読んで、実践しました。

ブラジルは糖尿病、高血圧、肥満大国

肉が主食で三食食べる

——家庭でブラジル料理だと、ステーキなんか出るでしょう。

宮城：出ますね。それ以外でもチキンだとか、基本的にアブラっこいものが多い。

——どうしても、お肉は出てくるよね。

宮城：それで、僕が「こんなにお肉いらないよ」と言って、それでじょじょに、量が減るようになって、今度は、お寿司をとったりするようになってきた。

——肉が主食だからなぁ……。

宮城：そうですね。主食が肉類なので、ブラジルは糖尿病とか高血圧とか、すごく多い。あと、やっぱり肥満も多い。日本と比較にならないくらい。僕だって、以前の体型でも、〝やせてる〟部類に入ってましたから。

——これで、やせているのかい（笑）！

宮城：ハイ。向こうに行くと、体型のレベルがちがう。やっぱり、キッチリ、皆、三食食べますから……。

少女が二、三〇キロ太って……

——じゃあ、ブラジル人が日本人を見たら、〝栄養失調列島〟なんて言われそうだね。「なんで、やせてるの？」って。「経済大国なのに」「気の毒に……」。

宮城：ああ、やっぱり、それありますネ。じっさいに、ワールドカップを見に、日本人の友達がブラジルに行ったら、余りにも細いので、ブラジル人のなかには、心配した人がいて「日本人って、君たち、ちゃんと食べてるの？」て言う。それは、やっぱり体格の差があるんです。ただ、日本人は、食生活、食事のバランスがいい。基本的に野菜中心で、身体にいいものを食べる。ところが向こうの人たちは油っこいものを食べて、どうしても太っちゃう。

――そうだよね……。

宮城：たとえば女性でも、日本人女性は、歳とっても、そこまで体型は変わらない。そこが、僕不思議だなぁ……と思っていた。でも、ブラジルだと四〇すぎると、横にガーッとでかくなる。ホントに。二〇キロ、三〇キロ太るのはあたりまえ……。

――ワァ……若い頃、美少女が、オバハンになったら〝爆発〟するわけや……。ベイマックスみたいに。オーマイ・ゴッド。（会場、爆笑）

大きな流れは止められない

――結局、栄養学で洗脳されている。日本人は、それに気づき目覚めてきた。

宮城：そうですね。

――ファスティング、一日一食の流れは、もう止められない。昨日もテレビで、お笑い芸人が実践する断食を番組でやっていた。ふつうマスコミは断食とかファスティングなんて、流せない。スポンサーがいるからね。でも、大きな流れになるとマスコミも無視できなくなって、やる。一昨日もＫＢＣラジオの少食の取材があった。流れをつくれば、メディアも無視できなくなる。だから、皆さん、ファスティング！　一日一食！　無理なら二食くらいにする。カロリーを減らすことから、自分のライフスタイルを変える。皆がライフスタイルを変えればソーシャル・スタイルも変わるんです。すると、世界は見えない〝闇の勢力〟が支配しているけど、連中も支配できなくなる。わかります？　〝家畜〟が食わなくなるんだから……（笑）。

〝かれら〟のマインド・コントロールを拒否するためにも、ライフスタイルを変えることですね。

第3章

持病が消えた！おどろいた

10センチの腫《しゅ》瘍《よう》が6ヵ月で劇的に消えた！

（菊永恵《けい》妃《ひ》さん／主婦／37歳）

AFTER

BEFORE

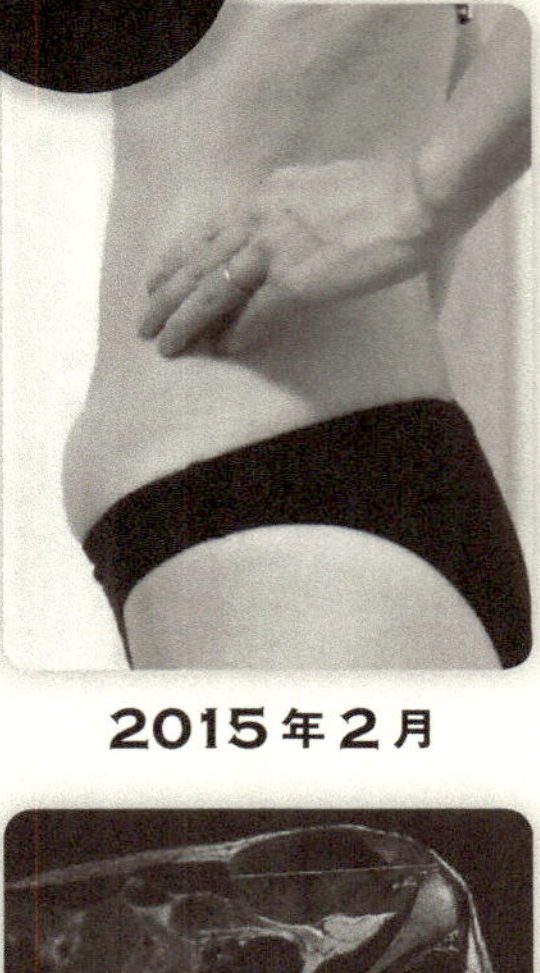

2015年2月

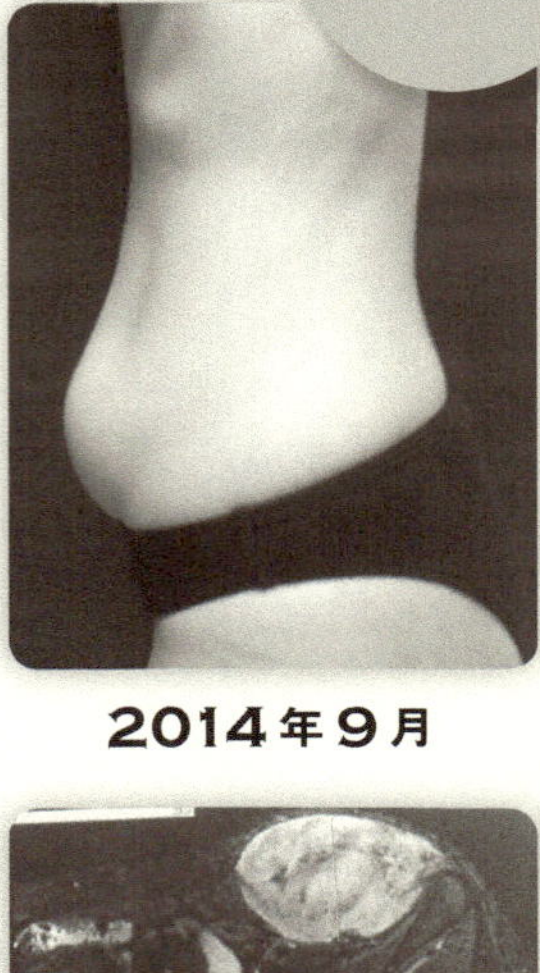

2014年9月

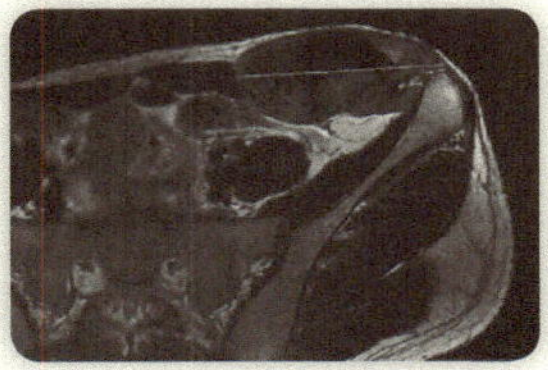

2015年3月

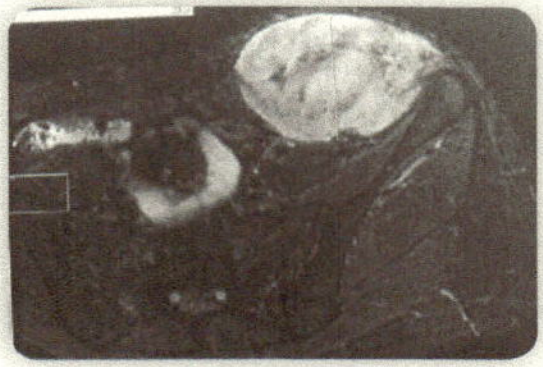

2014年9月

三大療法を拒否、食事で治す

菊永恵妃さん。二児の母親。三七歳。ご自身もファスティング・トレーナーです。

二〇一二年、二人目の子をみごもった初期から、左下腹部に、うずら大のしこりを確認。医師は、「鼠径《そけい》ヘルニア」（鼠径部の脱腸）と診断。そのまま、妊娠を継続し、二〇一三年七月に出産した。

「妊娠中から、腫瘍は大きくなっていましたが、脱腸だと思っていたので放置していました。ところが、出産後も大きくなるので、受診したら八センチの『デスモイド腫瘍』と診断されました」（菊永さん）

これは一〇〇万人に一人という珍しい腫瘍。受診したT大病院の医師の説明によれば「一〇年前までは、ガンと同じ扱い」だった。「転移しないが、大きくなる」という良悪二面性をもっている、という。〝中間型〟腫瘍に分類され「治療の判断が難しい」とか。

菊永さんは医師からガンの三大療法（手術、放射線、抗ガン剤）を勧められた。しかし「自分の体内にできたものは、『体内環境を変化させれば必ず治る』と信じて、食事で治すことを決めました」。

自然治癒力でガンを克服する

彼女は、お会いすると色白で、美しく、じつに聡明な方です。

自らの一〇センチの腫瘍のことも、ほほ笑みを浮かべながら、話しておられたことに感心しました。この方なら、大丈夫。私も確信して笑顔を返したものです。

ふつうは、このような病名を告げられるとパニックになり、医者の言うことに「すがり」がちです。しかし、やさしい笑顔に心《しん》の強さを秘めている彼女の選択は正しかったようです。

「外側からの対症療法ではなく、内側から根本原因を取り除くことによって、自らの自然治癒力を高め、ガンを克服する。このような考えから、生活習慣を見直し、考え方の転換をすることが、腫瘍によってもたらされた〝気付き〟であり『腫瘍に感謝する』ことが腫瘍を克服する方法だと考えました」

じつに、立派というしかない。まさに、あらゆる病気の患者さんたちに、必要な心がまえがここにあります。

八日間断食で腫瘍が縮んだ！

ここから、さらに彼女の〝気付き〟の治療法が始まりました。

▼体を冷やさない：入浴、温める食材をとる
▼体内酵素を増やす：生きた酵素を多く含む食材をとる
▼発酵食品を食べる：乳酸菌で腸内環境を良くする
▼少食・粗食・断食：一日一〜二食。内臓を休め、体毒・ガン細胞等を排出・抑制
▼食事の改善：食養学・マクロビ・玄米菜食・ローフードなどの調理法・実践
▼心の安らぎ：ストレスになることは、なるべく考えない、しない

そんななか、ローフードの勉強を通じて、ハーブ・デトックス（九七ページ参照）と断食法に出会いました。これにより、固形食の断食を行いながら、血管ケアし、腸のぜんどう運動を起こすことで腸内ケアができることを知り、二〇一四年九月一〇日から一七日まで、天然由来サプリメントをとりながら、固形食をとらない完全断食を八日間実行。

さらに、ファスティング祭*に参加、二度目の二十二日間断食を行った。

（＊『ファスティング祭』：二〇一五年三月二八日、『新医学宣言』シンポジウムに併せて実施したファスティング体験報告会。指導者と体験者が組み、一一組がエントリー。成果報告を審査して上位四組を同シンポ会場で発表した。菊永さんの事例は、そ

の一組に選ばれた）

ファスティングは腫瘍を治す

その結果……〝奇跡〟が起こったのです。

「断食の一ヵ月半後の、一一月の再検査では、（腫瘍は）縦横一センチずつ小さくなり、真っ白だった活動中の細胞も、『活動中止』のグレー色。なかには黒色の『停止部分』も増え始めていました」

さらに、その後、二度目の二十二日間断食を終え、三月五日のＭＲＩ検査で腫瘍は三分の一に劇的に縮小しました。ファスティング六ヵ月余りで、大きな腫瘍が、完治に向かっているのです。その変化は外見からも明らかで、さらに奇跡は起こりました。最終的に六ヵ月のファスティングで、腫瘍はほぼ完全消滅したのです（九〇ページ写真左）。一〇センチの腫瘍がファスティングで劇的に縮小、治癒していく。これは、多くのガン患者に希望を与えることでしょう。

以下は、菊永さんのファスティング後の感想です――。

＊体力は落ちない。むしろ頭の回転が速くなる。

＊ものすごいエネルギーが満ちてくるのを感じた。

＊眠くならない。寝なくても大丈夫な体になった。
＊寝付き、目覚めもよくなり、冷えもなくなった。
＊消化エネルギーを使わないから、体が疲れ知らずに。
＊産後の痔、便秘が治った。
＊肌のトーンが明るくなり、シミが消え、白くなった。
＊顔と背中のニキビが消えた。
＊カカトのひび割れがなくなりツルツルに！
＊ひどかった抜け毛がなくなり髪に艶が出てきた。

全てに感謝！　第六感が冴える

さらに、彼女は、精神の変化を体感します。
＊気持ちが安定し幸福感があり、いつも調子がいい。
＊前向きで、肯定的な思考になった。
＊すべてのことに感謝の念が生まれた。
＊第六感が冴えて、意識が宇宙に向くようになった。
「この内面の変化、精神の変化、実はこれが一番、腫瘍には効いているのではないか

と思います」(菊永さん)

断食の最大効用は、デトックスです。体内にたまった〝体毒〟を排出する。すると、体はクリーンになり、本来の自然治癒力や代謝力を取り戻すのです。

彼女は、夢を語ります。

「私の夢の一つ。それは、医者がやったことのない角度から人の健康に貢献すること。今の医療と戦うことでなく、今の医療の領域を広げる新しい形の医者になること。それが、この断食とローフードで可能になると思いました」

『新医学』の新しい入り口

この〝奇跡〟の結果に、いちばん驚愕したのは、彼女の主治医でした。

「先生が、驚きながら、断食と食事について聞き、メモをとる姿を見て、いつか必ず実現できると、未来が見えました」

これこそ、私たちが求める『新医学』の新しい入り口です。

「これからは、クスリを使って治療する医者ではなく、その人の自然治癒力を最大限に引き出す方法を教えてあげられる人が、新しい医者の形になってくると思います」

つまり、一人一人が〝セルフケア〟の意識で生きる。そんなとき「その方法」「やり方」を知っている人こそ、真に新しい医療をつくっていくのです。

「ファスティング（少食・断食）こそ、究極のセルフケアの概念であり、健康法。食べて治す常識から〝食べない〟で治す常識を、このハーブ・デトックスという解毒法と断食法を通じて、そして、ローフードという食べ方を含めて、世の中の人々の真の健康のために広めていきたいと思っています」（菊永さん）

■ハーブ・デトックスとは？

自然食のナチュラル・ハイジーンをベースとした食事療法と非常に純度の高いハーブを原料としたサプリメント（メディカル・ハーブ）を使ったデトックス法。身体に必要な栄養素をとりながら、通常の食事を断ち、断食の形をとりながら、血管と血液のケアを行い、体内の老廃物・有害物質などの毒素を排出していきます。

八大栄養素のうち、「炭水化物」と「脂質」以外に、ハーブ・サプリメントをバランスよく組み合わせて摂取しながら、デトックスしていきます。

腸内、内臓、細胞から有害物質を徹底的に取り除き、代謝を上げながら体内を細胞レベルで再生していきます。断食中に使用するメディカル・ハーブは、アメリカでは医療従事者が処方しているものです。

朝・昼・晩は、規定のサプリメントやプロテインを摂取し、しっかりと栄養素をとり、夜寝る三〇分前に、血管・血液のケアをするハーブ・サプリメントを飲み、血流を促します。

高血圧が3日で治り、湿疹も消えた！

（太田緑さん／主婦／ 53 歳）

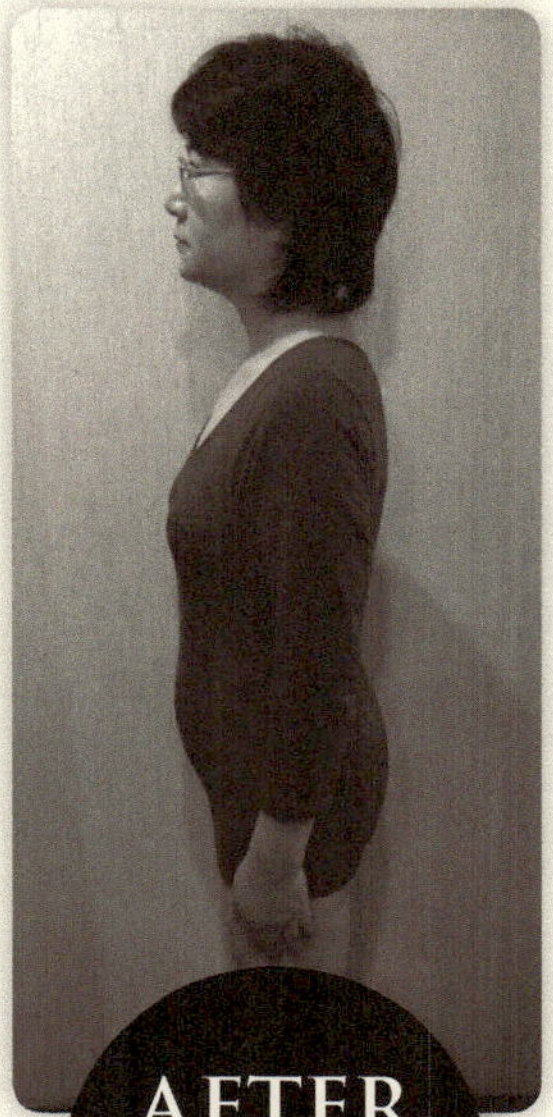

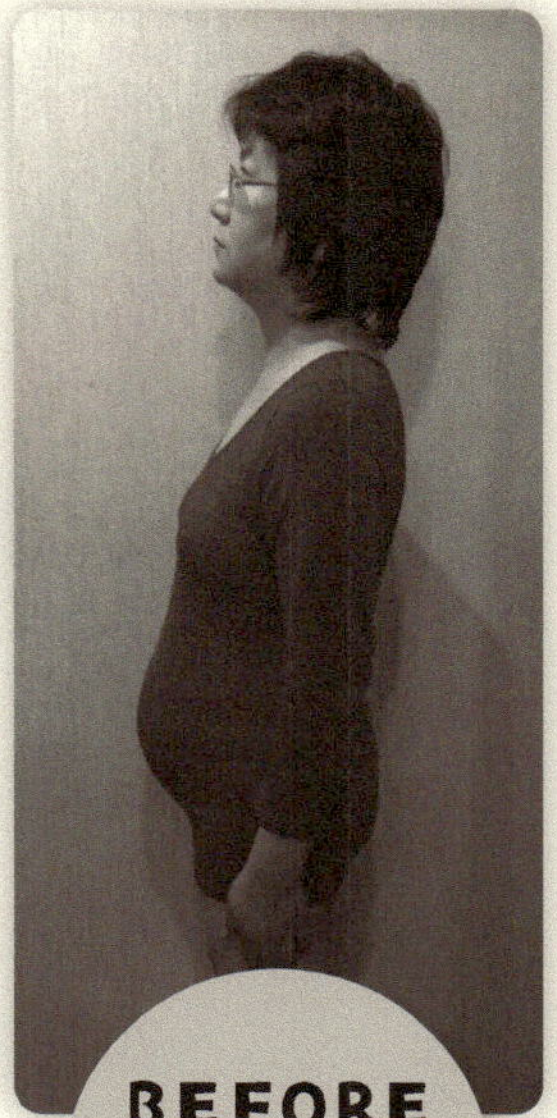

湿疹も治り五キロ減に成功

太田緑さん（五三歳）は、五人家族の主婦。週三回のパート勤務に励んでいます。ファスティング期間は二〇一五年一月一九日から二月九日までの三週間。

まず、高血圧は、開始わずか三日で正常になりました。以降はずっと安定していま す。「治療が必要」と診断された高コレステロール血症も降下、基準値に改善していま す。

さらに悩みの水虫が、みごとに治りました！　また、二の腕の小さなポツポツ湿疹が消え失せ、肌もうっすらピンクにきれいになっています。

体型も見違えるほどスリムになりました。以前は、おなかがポッコリ出て、姿勢も後ろにそり気味です（九九ページ写真右）。それがおなかが引っ込み、背筋が伸びて姿勢も正しくなりました（九九ページ写真左）。体重は五七キロ台から五二キロに、約五キロも減りました。

ファスティング指導を行った石井小春さん（細胞矯正士、健康管理士）の感想です。

「船瀬先生の『やってみました！1日1食』を読み、人間は食べ過ぎで病気になるということが、よくわかりました。『癌』は字のごとく『病だれに、品物の山』、まさに、食べ過ぎの病だと思いました。しかし、グルメ・飽食の時代、今までは『三食食べなくては病気になる』などの恐怖心にも似た思いを抱いていたような気がします」

「この本は、その恐怖心を払拭してくれ、むしろファスティングこそ病気治療の特効薬であると教えていただきました。今回、被験者が痩身を達成することにより、日頃から気になっていた、いくつかの症状が確かに改善されました。この実体験により自信を深めました」

高血圧、高脂血症と診断され

太田さんは、身長一五四センチ。二〇一四年一一月、健康診断で高血圧、高コレステロール血症と診断されました。

「高血圧です。必ず病院を受診のうえ、医師の指導（治療）をお受けください」「高コレステロール血症が認められます。治療が必要です。外来受診のうえ指導（治療）をお受けください」（「健康診断書」）

しかし、「降圧剤等は、できたら飲みたくない」。そこで友人からアロエベラジュースをすすめられ、飲み始めた。さらに、『3日食べなきゃ、7割治る！』でファスティングを知る。ダイエットで少食にすれば、高血圧なども治るんじゃないかしら……。

指導者の石井さんのすすめもありチャレンジを決意。石井さんは、細胞矯正士、健康管理士の資格を持ち、健康長寿サポーターとして、一八年間もの実績があるベテランです。

まず――。ファスティング開始前に、太田さんに気になる症状と目標をあげてもらいました。

❶五キロ減量：一年ほど前には六一キロもあった。スポーツ・ジムに通うなどの努力で五七キロ前後まで落としていた。

「今回はＢＭＩ数値を二二にするため、マイナス五キロを目標としました」（石井さん）

❷血圧改善：健康診断で、高血圧（上の血圧が一六二、下の血圧が一〇九）と診断された。

❸コレステロール値：高コレステロール血症と診断され、ＬＤＬ値（一七〇）を「基準値（七〇～一一九）」まで改善。

❹水虫治療：昨年四月から、右足、薬指付近に温存。一向に回復しない。医者の治療は受けていない。

❺腕の湿疹：右の二の腕に昨年一一月から湿疹が出て、痒い。良くも悪くもならず、放置していた。

五つの悩み全てクリア！

減量、高血圧、高コレステロール、水虫、湿疹……。

この五つを克服するためのファスティングは三週間と決めました。

「一日一食の苦行イメージと恐怖心をぬぐうため、また、栄養不足による体力の減少を防ぐために、サプリメントとして、天然自然の健康食品の摂取を取り入れることにしました」（石井さん）

（＊アロエベラジュースなど五種。フォーエバーリビング・プロダクツ　ジャパン社）

さらに、太田さんとのカウンセリングで、水分が足りていないことに気付いた。そこで一日一・五リットルの水を意識的に飲むように指導。さらに代謝を上げるために、毎日、有酸素運動のウォーキング三〇分のメニューを実践。ファスティング準備期間としては「サプリメントとして健康食品を摂取し、中でもアロエベラジュースとライトアミノウルトラをしっかり取り入れていくので、急激な断食状態にはならないことから、とくに準備期間は設けませんでした」（石井さん）。

眠りも深く睡眠五時間

以下――。ファスティング中の太田さんの感想です。

▼開始時は、日中に眠気を感じることが多かった…三日目くらいからなくなる。

▼初日夜から血圧が少しずつ下がる…三日目の夜には、上の血圧が一二五、下の血圧が八九に！『3日食べなきゃ、7割治る！』の中に「血圧も三日でよくなる」と書かれていたことが「ほんとだ！」と驚く。それから血圧は安定している。

▼夕食後、八時半頃に、三〇分で約三キロウォーキング…一日も欠かさず行った。寝付きよく、眠りも深く、睡眠五時間でも寝起きも辛くなく、息子の弁当作りができた。

▼パートに出ているほうが食べ物の誘惑はない…問題は自宅にいるとき。家族におやつで、お汁粉を出したとき、お椀に残ったアンコ汁を「お椀半分だから……」と、食べてしまい、その夜は体重が増えていた。「ファスティング中に摂った糖分は、そのまま蓄積されるんですね！」

▼一週間ほどで、足の水虫のカユミがなくなり、治り始めた…皮膚がやわらかくな

り、ズーッと「治らないかナァ」と思っていたので、これも驚いた。
▼一〇日くらいで、二の腕の湿疹も治った…二ヵ月以上、きれいにならなかったのに、良くなって嬉しかった。
▼最終日二月九日の朝、五キロ減を達成…「やったぁ！」
▼ファスティング終了後の血液検査の結果、LDL値が基準値の八六に降下…すごい！

三週間のファスティングを終えて――。
「今回は、健康食品の力のすごさを実感しました。アロエベラジュースなど、五種を摂取してきたのですが、体力は全然落ちませんでした。しかも栄養素が足りていると、体がわかるみたいで、ガムシャラに、何か他に食べたい、という気にはなりませんでした。また、家族と別の食事を作る必要がなかったので、とても楽でした」（太田さん）
「食物のあふれている今日《こんにち》、人間の食欲という本能を抑えてファスティングするということは、かなりの強固な意志が必要と思われます。しかし、今回、太田さんの実体験報告にあるように、天然自然のバランスのとれた栄養素を補給することにより、食欲とストレスをあまり感じずにクリアできたことは、おどろきでした」（石井さん）

19年来のガンコな便秘が見事に改善した!

（後藤由子《ゆうこ》さん／主婦／ 29 歳）

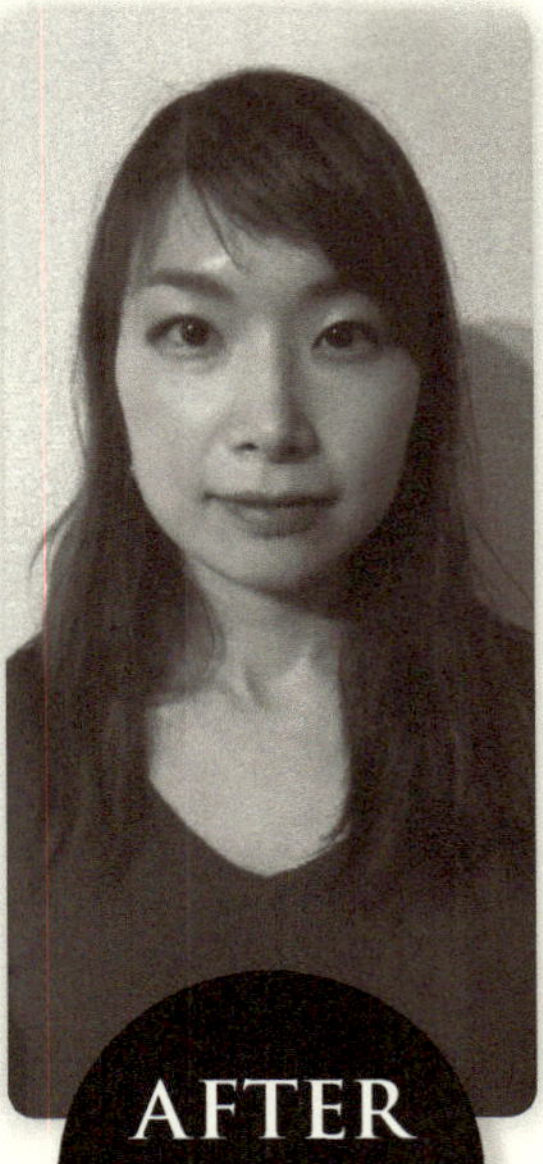

AFTER

2015年
2月

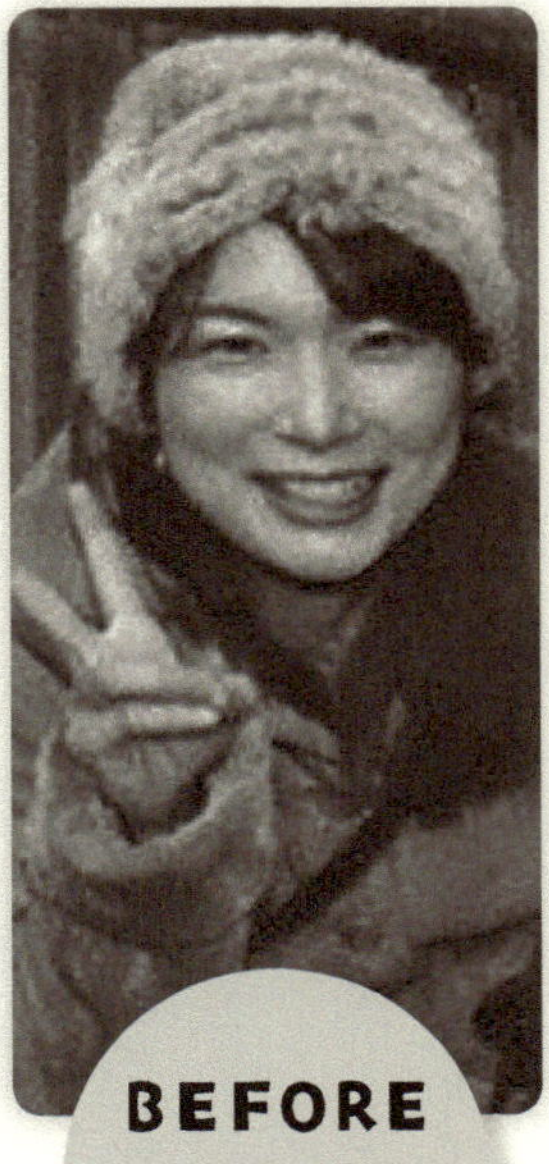

BEFORE

2014年
12月

ファスティング祭に参加

後藤由子さんは、一歳の娘さんがいる主婦。「ファスティング祭」にエントリーした理由は「一九年来の便秘を改善したい！」。

彼女は、「便秘薬」（漢方）を一九年間も飲み続けていた。「クスリなしでは、便が出ないんです」これは、相当、重症の便秘症ですね。

さらに――。

「お腹のぽっこりや、お尻まわりが気になる」「出産前のベスト体重に戻したい」「ダイエットしたい」……などなど。

もともと、美と健康への意識が高く、ファスティングにも興味があった。だから「まだ見ぬ、新たな自分を体感し、脳や意識のレベルアップをしたい」。それが、応募のきっかけに。ファスティング指導をしたのは、インストラクター、後藤未帆さん。選択した方法は、ミネラル酵素ファスティング。二回のカウンセリングで、七日間断食にトライすることに。ファスティングとの出会いは、二〇一四年一二月一三日、後藤未帆さんの食講座への参加がきっかけ。

「それ以降、一日二食をすぐに実践。ファスティング開始前には、すでに二キロ減。ファスティング実施をかなり前から、心待ちにしておられた。こんなにも、楽しみに

してくれた方は初めて」（後藤未帆さん）

「未来の夢」を書き出す

ファスティング期間中は、毎日、指導者（未帆さん）とメールでやりとり。「身体と心の変化」「気付き」など事細かに報告した。

「ファスティング期間中に、今後の夢や目標など、これをきっかけに、膨らませてイメージを書き出すことを勧めました」（未帆さん）

由子さんの夢は――。

「美と美容のカリスマになる」「薬学＋漢方＋ファスティング・インストラクター」「漢方薬局とファスティングサロンをコラボさせた店を出したい」「死ぬまでクスリを飲まず健康で元気に生きる」「心も、身体も、家の中もスッキリ」

断食方法はシンプル……。朝、昼、晩はミネラル酵素ドリンク（一七〇ミリリットル）＋お湯。一日にペースト状の機能性発酵食品を六本。水分は、水と焙煎玄米のデトックス茶。

この七日間ファスティングの成果で特筆すべきは、由子さんの二〇年近い便秘が改善したことです。
以下は由子さんの日記『由子のワクワク美ＢＯＤＹダイエットＳＴＯＲＹ』より
▼断食五日目、「時間がたつにつれて、どんどん身軽になる気がする。集中力アップしてきてるかも。夜、九時すぎ、おフロで半身浴しながら腸マッサージをしていたら……もよおしてきて（笑）、宿便が出た――!!　昔まだ、便秘薬を飲んでいない頃の便に似たニオイだった」「一九年近く、自力で出したことがなかったので、すごく嬉しかった」「これで腸が元気になるとイイな……」
▼断食六日目、「寒いけど、朝から裸足でもわりとポッカポッカ。『食べたいな、口寂しいな……』みたいな気持ちが、さらになくなった」「最終日までできるぞ〜という気持ちが、ぐんぐんわいてきた」「お腹も、すいてはいるけど、これまでの脱力感とはちがい、すがすがしい！」「とくに宿便が出てから、さらに元気！ＭＡＸ！ここ二日間ほど感謝の気持ちを伝えたくて、京都の友人と祖母に手紙を書いた（計四通）」「夢に向かって勉強しよう！今の状況にあるのは娘と旦那のおかげ。感謝！」「まだまだ、楽しもうという想いが、一層、強くなった」
▼断食七日目、「朝五時一五分には、目が覚めた。朝の空腹感なし。今日でファスティングもラスト。頑張ったなぁ、という思いと、少し寂しい気持ちとが入り交ざる」

「昨日は元気MAXだったのに対して、今朝は、落ち着いている感じ。みんなが起きるまで勉強でもしようかな！」「昨日は色んな未来のことを考えていたけど、今日は過去をふり返りつつ感謝したい」「午後は、娘を連れてストーン・ミュージアムへ。抱っこしたまま、よく歩いたし、走り回った。すごく元気な自分にビックリ」

ファスティング中なのに、由子さんが生き生きと過ごしていることに驚かれるはずです。さらに彼女は、七日間断食で次のような変化を体感しています。

＊味覚が変化した。
＊視界がよりクリアになった。
＊心が穏やかになった。
＊感情の起伏がなくなった。
＊夫婦関係も、よりよくなった。
＊食に対して、より興味が深まった。
＊「食」に対して過剰な「欲望」がなくなった。
＊今後、やっていきたい夢が広がった。

10種以上、10年クスリ漬けからの離脱に成功！

（岩渕格さん／ 67 歳）

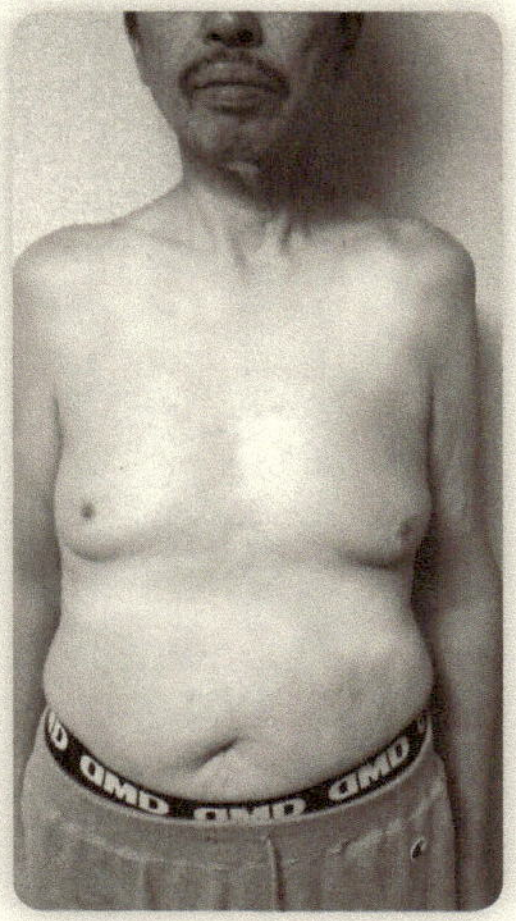

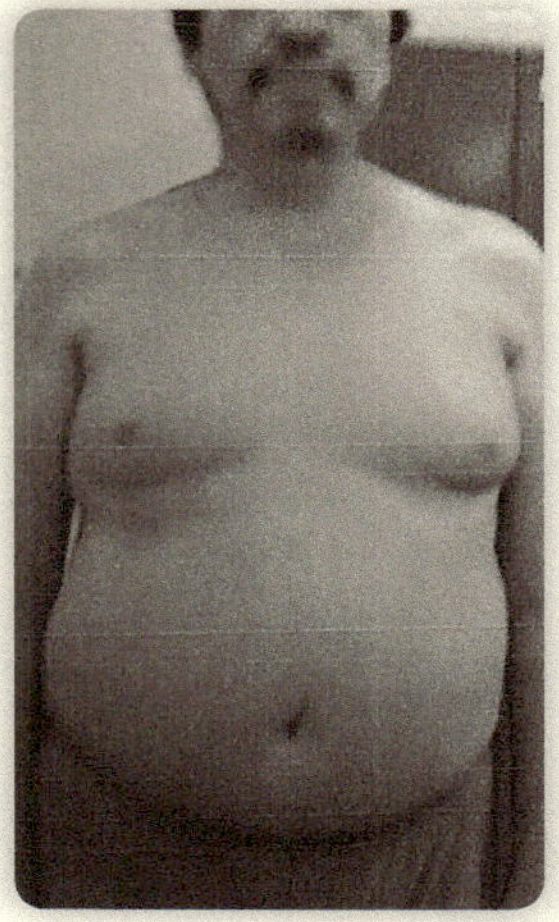

AFTER
2015年
3月20日

BEFORE
2015年
3月6日

医者から「あと数年の命ですね」

「糖尿病、高血圧、狭心症で、一〇年以上、一〇種類のクスリを飲み続けてきましたが、ファスティングで、クスリを断つことができました」

岩渕格さん（六七歳）は、以前は貫禄十分なメタボ体型でした（一一一ページ写真右）。それだけに、持病は糖尿病、高血圧に加えて、狭心症も患っていました。ファスティング指導は渡邊幸子さん。ハーブ・デトックストレーナー。食医食健康管理士、栄養医学指導師の肩書きの他、ローフードマイスターでもあります。菊永恵妃さん（前出）も指導し、一〇センチの腫瘍をほぼ消失させています。さて、岩渕さんがファスティングによるデトックスを決意したのは、医者の一言だそうです。

――ファスティングをやろうと思ったきっかけは？

岩渕：医者から「あと数年の命ですね」と言われたことです。これを機に、生活習慣を変えようと、決意しました。

――具体的には？

岩渕：医者からも半分あきらめたように「一〇キロは、やせた方がいい」とアドバイスされたのです。まず、ファスティング指導士、渡邊幸子さんのサポートで、デトックスしながら生活習慣を変えています。

――これまでにも、体験していますか？

岩渕：二〇一三年一〇月にデトックスに出会いました。今回は四回目です。一週間のファスティングは、過去に経験ずみです。二週間断食の形をとり、栄養素置き換えにしたハーブ・デトックスは、今回初めての挑戦ですね。

――他の、ファスティングと違う特徴はありますか？

岩渕：八大栄養素をしっかりとり、他に活性水素水をしっかり飲んだことです。水分補給は、すべて活性水素水です。

――〝水素〟には、酸性体質（アシドーシス）を改善する還元効果がありますね。

体が軽く朝起きるのが楽

つまり、岩渕さんは一年半で、四回のファスティングを体験したことになります。

――四回目の二週間断食を終えた感想はいかがですか？

岩渕：まず、身体が軽く、朝起きるのが、非常に楽になりました。それと、お菓子類や間食など、食事量が減りました。断食中は、食べたいという気持ちは、相当強かったけど、サポートがあり、がんばれました。それと、代謝が上がったので非常にやせやすくなりましたね。

二週間の断食を終えた岩渕さんは、まさにお腹も引っこみ、かつての肥満体は、ほとんど改善しています（一一一ページ写真左）。

――四回、ファスティングして、いちばんよかったことは何ですか？

岩渕：それはもう、一〇年以上、それも一〇種類以上飲んでいた、糖尿病や高血圧などのクスリを止められたことですよ。一回目のデトックス後、たまたま上京の際に、クスリを忘れたことをきっかけに、クスリを断ちました。クスリ漬けの生活からの離脱の成功とともに、体重が減った分、歩くことが負担にならず、軽やかな動きになりましたよ。

――かつてとは、別人のようにスリムになられましたね。食事も、変えたのでしょう？

岩渕：変えました。肉食や動物性のいわゆる男性の好む食事から、野菜中心の食生活にしました。朝は良質なプロテインと抗酸化力の高いアサイーやノニ、フルボ酸の入ったドリンク・タイプのサプリメントを習慣にし、血管や血液のケアにも気をつけています。

――その他、体調の変化はありましたか？

岩渕：それまで、夕方になると目がかすんでいた。ところがデトックスで、視界がクリアになり、車が運転できるまでに変化した。これもありがたい。この健康状態をキープしようと、週に一回、水中ウォーキングを楽しんでいます。

膀胱《ぼうこう》ガンの予後が見事に回復！

（佐藤ひろみさん／主婦／ 50 歳）

ご主人も精神安定剤から離脱

佐藤ひろみさん（主婦、五〇歳）が、ファスティングを決意したのは、過去に手術した膀胱ガンの再発を防ぐため。指導者は、渡邊幸子さん（前出）。実施期間は二〇一四年一月二〇日から一月二七日までは、一日一食の食事療法をしながらのデトックス方法を行いました。食事はローフード中心。野菜・緑黄色野菜、果物に含まれている一〇〇％遺伝子組み替えでない大豆由来のプロテイン。マルチタイプ天然サプリメントも摂取。つづいて一月二八日から二週間は、固形物をとらずハーブサプリメントで置き換えをする断食形式のデトックスを実施。これは九大栄養素のうち「炭水化物」「脂質」を極力減らし、他栄養素をハーブのサプリメントでバランス良く組み合わせたもの。さらに、水分補給は、すべて活性水素水で行った。デトックス二週間で、体重は五三キロから四八キロに。五キロの減量に成功。それよりも、嬉しかったのはガンの術後の経過が、めざましく改善したこと。さらに、おまけは、一緒にファスティングしたご主人が、長年止められなかった精神安定剤から離脱できたことです。ご主人も二〇代のような若返りを実感しているという。

――始めたきっかけは？

佐藤：まず、娘が私のために、このデトックスを体験してくれたのです。そして「よかったから」と私にすすめてくれました。私は「食べない」ことに心配だったけど、娘の、働きながらファスティングしてても元気な姿を見て「大丈夫なんだ」と、今回、始める決意ができたのです。最初は不安だったけど、じっさいには、そんなに苦痛でなく、継続できました。

——病気を治す目的などは、ありましたか？

佐藤：過去に、膀胱ガンを手術していまして、それが再発しないように、という思いから始めました。あと、体重、体脂肪、血圧を正常で理想的な状態にしようと。

——二週間ファスティングを終えられて、どうですか？

佐藤：体重は五三キロから四八キロへ、マイナス五キロの減量に成功しました。さらに、嬉しいのは血管年齢がプラス三八歳から、なんとプラス九歳へと若返ったことです。指導者の渡邊さんによれば、血管、血液の状態が回復していることの証明だそうです。

——ご心配だった、ガンの予後はどうですか？

佐藤：手術のあと、検査は三ヵ月に一回だったのです。でも、お医者さんの診断で、回復がいいので「六ヵ月に一度でいいでしょう」と太鼓判を押されました。大満

足の結果です‼

肌ツヤきれい、くびれ復活！

――断食中の体調などは、どうでした？

佐藤：肌ツヤがとてもよくなりました。体の調子も抜群でした。そして、ウエストにくびれが出てきた！　日常の生活をしながら、仕事しながらでも疲れにくい。とても断食していると思えないくらい、見た目も、体も元気でした。

――おどろかれたでしょう？

佐藤：まさかのくびれができ、肌や身体がきれいになるだけでなく、頭もすっきりし心も精神的に研ぎ澄まされた感じがしました。

――食生活も変わりました？

佐藤：回復食をきっかけに生野菜や果物中心のローフードを日常的にとることができ始め、それによって、家族の食事も変わりましたね。

――ご家族も、ヘルシーになった！

佐藤：じつは、主人は、今回「ファスティング祭」にエントリーしていないんですけど、私と一緒にデトックスしてくれたんです。すると、断食タイプのデトックス三日目で、なんと一八年間、何をやってもやめられなかった精神安定剤の依存から離脱できたのです。向精神薬を自ら断つことができた！　本人は「視界がクリアになった」「二〇代のような体感をした」と大変喜んでいます。

15年の重い認知症が奇跡的に改善！

（渡邊光子さん／主婦／ 63歳）

次々に「奇跡」が起きた

渡邊光子さん（六三歳）は、約一五年前に若年性認知症と診断されています。さまざまな病院、施設で医療従事者、自然療法士などにかかったが回復はみられませんでした。三年前に医療施設に入院して以来、今回のファスティング実施が、初めての長期外出となりました。指導したのは娘の渡邊幸子さん（前出）。ファスティング方法は、まず、二〇一五年二月六日から七日まで、準備食として一日一食のデトックスを二日間実施。つづいて、断食タイプのデトックスを一週間行った。水分補給は、すべて活性水素水。すると……。

「ほんらい一週間の予定だったのです。ところが、回復が非常に著しいため、もう数日延長予定。現在、八日目で、デトックス継続中です」

指導士の渡邊幸子さんも、光子さんの奇跡的な変化に驚いています。

以下は、渡邊幸子さんへのインタビュー。

——認知症にも、ファスティングは、効果があるのですね。

幸子：一〇日間デトックスで、すでに、さまざまな「奇跡」が起こっています。

——それは、どんなことですか？

幸子：もともと認知症と血流が大きく関係していることは知っていましたが、施設にいた母へのファスティングはなかなか簡単にはできずにおりました。でも、周囲の奇跡を見ながら、大切な母にも何とか試してみようと一〇日間のデトックスを行いました。結果は驚きの奇跡がおきたのです。まず、焦点が合うことの少なかった目付きが、焦点が合うようになったことです。そして、こちらの目をしっかり見て笑ってくれます。とてもよく、笑うようになりましたね。それと、まわりが話をしていると、タイミングよく、うなずくことさえ可能になりました。

――すばらしい！　体の動きなどはどうでしょう？

幸子：ファスティング治療の初日は、玄関を上がる小さな段差の一歩さえ、大変だったのです。それが、階段を上り下りできるようになった。

――スゴイ！　体力も劇的に回復したのですね。食べないほど、体は軽く、強くなることの証明だ。

幸子：さらに、これまで施設では立つことも二名の介助がないと不可能だったのですが、一名の介助で立ち上がれ、介助なしでも立っていられる時間も増えました。お風呂に入ることも到底、無理だったのです。ところが、五日目から介助二名で入れるようになり、七日目には一人の介助で、大きな段差であるお風呂に入れるようになり、五日目から毎日、入浴しています。

——人とのコミュニケーションは、いかがですか？

幸子：私の一歳一〇ヵ月の娘と、いっしょに笑って遊んでくれるようになりました。最初は、認識さえできず、笑うこともなかったのに……。今は、私を見て、しっかりと笑い、話そうとし、私の顔を手で触れようとしたことも、何度か、ありました。

回復の様子が、目に浮かぶようです。以上の、奇跡の回復に驚いた渡邊幸子さんは、さらにデトックス期間を延長して、治療と観察を継続中です。おそらく、一五年来の認知症は完治するのではないか、そんな期待すら抱かせます。

第4章

若い、老けない、万病が治る！

「少食は万病を治す妙法である」（ヨガ教義）

宇宙と生命を繋《つな》ぐヨガ思想

「ファスティングは、万病を治す妙法である」

これは、五〇〇〇年以上の歴史を誇るヨガの教えです。

ヨガとは、古代サンスクリット語で、〝繋ぐ〟という意味です。何と何を繋ぐのでしょう。それは「宇宙」と「生命」を繋ぐのです。言い換えると「自然」と「人間」です。自らの存在も、宇宙の一部である。こう感得したとき「自己」と「宇宙」は合一します。それを、古来、〝悟り〟と呼んできたのです。

その意味で、自らが宇宙の一部である……と体得したとき、心身はもっとも理想的な状態にあります。その心身の調和のとれた状態で生きることをヨガは目指しています。

その最上の状態に至る方法が、ファスティングなのです。

ヨガには、次のような教えがあります。

「腹八分で医者いらず」「腹六分で老いを忘れる」「腹四分で神に近づく」

つまり、少食にするほど、若々しくなるのです。「神に近づく」とは、心身の調和が最上になる……ということです。

つまり、もっとも理想的な生命の境地といえます。それは、まず究極の健康体です。病気とは、いっさい無縁の心身の状態……。その境地をヨガは指し示し、目指しているのです。

私とヨガとの数奇な出会い

今、世界的にヨガが、見直されています。

ヨガは人類太古の哲学と言っても過言ではないでしょう。文明は連還する……と言われます。現代文明は、医療から経済まで、破綻し、行き詰まっています。まったく先の見えない、まさに混迷と混沌の時代です。だからこそ、人々は、太古の叡智《えいち》に回帰しているのかもしれません。

私が今も哲学の師として畏敬している方が沖正弘導師です。日本の沖ヨガの創設者で、国際的なヨガ指導者として知られます。

私と沖先生との出会いは、ある意味で数奇な運命の巡り合わせからです。

福岡県生まれの私は、地元九州大学の理系に進学しました。しかし、当時は大学紛争まっさかり。大学は長期ロックアウト。人生の進路に悩み、疑問を抱いていた私は、退学し、まるで風に流されるように上京……気付いたら早稲田大学文学部に入っていました。理系から文系へ。九大をやめた孤独な私を癒してくれたのは、唯一、落語でした。三遊亭圓生などの洒脱な技量と笑いに癒され、……落語評論でもやりながら、生きていくか……という思いで、早稲田の文学部演劇学科に入学したのです。そのとき、友人から一人の韓国人禅僧を紹介されました。釈弘元《しゃくこうげん》和尚。大柄で豪放磊《ごうほうらい》落《らく》。それでいてどこか稚気《ちき》のある方でした。その半生も実に波乱万丈。聞き書きで手伝った半生記が『韓日放浪四十年』（コスモス出版）です。和尚は全国の新宗教をほとんど訪問し、その教主たちとも、親密な関係を築いておられました。早大を出て一年間は、和尚とともに全国の新宗教団体の取材に明け暮れました。ジャーナリストとして筆で一本立ちしていこう、と決意していたので、この取材行は修行として、実に得難いものでした。

沖正弘導師の強烈な教えに感動

よく来たな！　病人ども……

その取材旅行の一環で、沖ヨガを訪問したのです。

和尚と沖先生とは、肝胆相照《かんたんあいて》らす無二の親友ということでした。降り立った三島駅は真冬の寒さ。私は二五歳。隣には網代笠《あじろがさ》に僧衣の巨体。降りしきる雪の中、沖ヨガ道場に向かいました。道場を見上げて驚きました。それは、まるで開拓集落の建物のよう。階段も急な傾斜や、緩やかなものも。まさに開拓小屋。聞けば、入所者の手作りという。つまり、作業療法の一環で、道場も建設されてきたのです。

お会いした沖先生は、面長の風貌で、周りに人を寄せ付けない強烈なオーラを放っていました。「何を訊いてもよし」「何を書いてもよし」。

沖先生は、毎夜、講話を入所者に対して行っていました。私も会場の隅で、革表紙の取材ノートを開き、万年筆で準備を整え、講話の開始を待ちました。

「沖先生、入場。合掌ッ！」

修行中の研修生の一人が叫びます。畳敷きの大部屋には一〇〇人近い〝研修生〟が正座しています。男性は全員青いジャージ姿。女性は赤です。彼らの中には医者から見放されたような重病人も多くいました。凜と響いた開会の言葉に、全員、いっせいに背筋を伸ばして合掌。そこに、全身、黒ずくめの道着の袴を鳴らして、颯爽と沖先生が登壇した。壇上の机の両端を両手で握り締めるや、ゆっくりと左から右へ、会場を睥睨《へいげい》し、一喝。

「よく来たな！　病人ども……」

「食べない工夫をしろ」

私は、その第一声にのけぞってしまった。さらに先生は大音声で、こう続けたのだ。

「おめでとう！」

会場の青のジャージも、赤のジャージも、キョトンとしている。

「いいか！　本当に不健康なヤツは、病気になろうと思ってもなれねぇヤツらだ。しかし、おめぇらは、ちゃんと病気になった。だから、おめでとうッ！」

私はあぜんとして、壇上の先生を見上げた。

「症状というのは、病気が治ろうとする現れである。風邪を引けば、熱が出る。咳が出る。下痢をする。みんな、そうだ。だから、ありがたい」

ナルホド……思わず、私はうなずいていた。

先生は、突然、黒板にチョークで勢いよく書いた。

……ＩＮ　ＯＵＴ。

「いいか！　これが命だ。入れたら出せ。出したら入れろ」

その簡潔、的確な表現に感心した。なるほど、命は〝流れ〟なんだ。それは、滞ってはならない。さらに、先生は腹の底からの大声で、こう言い放った。

「食べる工夫でなく、食べない工夫をしろ」「空腹を楽しめ」

これも、私の価値観をひっくり返す発言だった。先生は、さらに続ける。

「本当の健康体というものは、腹が減れば減るほど調子が出るものだ」

これも、まさに眼からウロコ。ただただ感心、感服して、ノートに万年筆を走らせた。


「物が見えても、色の区別はつかん！」


講話の後、研修生の一人が、私のところに案内に来た。

「沖導師が、会ってくださるそうです」

幾つもの階段を上り、迷路のような廊下を通って案内された沖先生の居室は、御簾《みす》の向こうにロウソクが点《とも》されているだけ。そこに、先生は端座《たんざ》しておられた。私は緊張しきっていた。まさに、織田信長に対座するかのような思いで気が引き締まった。

正座して頭を垂《た》れている私に、先生は静かに言った。

「なんでも訊きなさい……」

私は、何度も深呼吸し、意を決して、声を発した。

「先生！『信念』とは何でありますかッ？」

導師は、ゆっくり顔をあげ、少し間をおいて言った。

「フム……。少しは、物事が見えておるようだナ」

私は恐縮して、ハハッとうなずくのみ。すると、先生は大喝《だいかつ》した。

「しかし、まだ、色の区別はつかん！」

正座の私は、身が縮む思いだった。すると、傍《かたわ》らの研修生たちが、少し、鼻で笑った。先生は、かれらに向かって雷が落ちたような声で、こう言い放った。

「キサマらは、何も見えてない！」

今度は、研修生たちが彫像のように固まった。ロウソクの明かりの下、ただ張り詰めた緊張と沈黙の時間が流れた。

それから落ち着きを取り戻された沖先生は、ゆっくりと口を開いた。

「しかし、それでもな……キサマたちが、可愛い……」

そこで、先生は、声を詰まらせたのだ。その眼にかすかに、涙が浮かんだように見えた。

「……以上！　解散ッ」

先生は、キッパリ言い捨てて、我々に背中を向けた。

「このかたは、優しい人なんだ……」

私は、そのとき深く確信したのだ。

いつでも笑える、感謝できる心を

先生は、ヨガの第一義は「笑うこと」「感謝すること」という。

以来、私は、沖導師を哲学の師として私淑《ししゆく》している。

諜報活動で逮捕、死を覚悟

沖先生は、どうしてヨガ指導者の道を歩き始められたのでしょう?

先生は、若い頃から天才的な頭脳の持ち主でした。とりわけ、語学の才は、並外れたものがあったようです。

「大正一〇年生まれ。軍の委託学生として、大阪外語大学に学び、蒙古、チベット、インド、アラビア、ヨーロッパ地方に赴く……」と著書の紹介にあります。(『ヨガ叢書　第3巻　人間をつくる』霞ヶ関書房)

広島生まれ。大阪外語大学アラビア語科卒業。「軍の委託学生」のその後の活動とは、つまりは秘密諜報部員であった、ということです。

先生の常人を超えた人生は、まさに、そのときから始まっていたのです。

スパイ活動で様々な土地を巡り、最後に、イランに潜入したときのこと。そこで密告されて逮捕されてしまう。ペルシア東北の地で、牢獄の中に投げ込まれた。足には二メートルの鎖。その先には直径三〇センチの鉄の重り。

「死刑か……。そうでなくても、もはやここから出られまい」

そして、そこから奇跡と思える出会いがあったのです。

不思議な老人との出会い

「入牢して、二十日ほどたった日の午後、私の牢に、品のいいおじいさんが、はいってきました。とても、物静かで、はいってくるときも、まるで空に漂う白い雲のように、ふぁっとはいってきました。まるで、牢を楽しむといった風情で、表情はゆったりとしていて、いつもほほえんでいるように見えます」（『冥想ヨガ入門』沖正弘著日貿出版社、以下同）

どういう人なんだろう？　沖青年は、不思議な老人に関心を抱いた。

「おじいさんは、どうして鎖が付けられていないんですか？」

ペルシア語でたずねた。すると、りゅうちょうな英語で答えてきた。

「刑が決まったし、私が宗教職の者だからだよ」

「禁固刑ですか？」

「いや、死刑だ。君は密輸かね」

こうして、話が弾みはじめた。老人は、宗教弾圧に反対したので、反乱罪で捕らわれた、という。

「おじいさん、あなたは死刑が確定しているというのに、平気で、しかも朗らかに見えるのは、なぜですか？」

「どんな環境や立場でも、朗らかにしていられることだ。そうできる知恵をもった心なのだよ」

「どうしたら、そんな心になれるのですか？」

「困ったときにも、笑っていたり、いやなことにも平気でいたり。自分にひどい仕打ちをした人でも、笑って接する。そういう心を持つためには、修行をしなくてはならない」

牢獄の聖者との対話で目覚める

笑いと感謝と喜びで生きる

牢で過ごしている間、老人は、静かに冥想しています。沖青年も、それを見習って冥想をするようになります。老人にたずねます。

「理想の心にいたるいちばん手っ取り早い方法を教えてください」

「それは、宗教心をもつことだよ」

「宗教？　何かを拝むのですか」

「拝むのではない。いっさいを笑いと感謝と喜びで、受けとる知恵のことを信仰というのじゃ」

「どの宗教でもいいのですか。仏教でも、イスラム教でも……」

「いいよ。同じ結論を教えているのだから、あらゆる宗教の結論は、悟りを体得した愛の行者になることだ」

……さらに、こう言い足した。

「感じるのは、神でなく、神の御心《みこころ》だ」

「その神の御心を感じるには、どうしたらいいのですか」

「宇宙そのものが神だから、その現れのすべてが神の御心だ。君たち若いものには『自然』という言葉を使ったほうが、わかりやすいかもしれないね」

死刑もまた楽しい……

夕食後、おじいさんのほうから話しかけてきた。

「神というものを知りたいらしいな」

「ええ……」

「それは、正しい生活の実行によって、次第に体得していけるものだ」

「正しい生活の実行とは……教えてください」

「とにかく、よく笑うこと。感謝すること」

「何にでもですか？」

「そうだ。無理にでも笑い、感謝しなくては、喜べる心は持てないからね。しかも、喜びの世界に生きる人だけが、神の世界を味わわせてもらえるのだからね」

沖青年は、驚いて、尋ねる。

「おじいさんは、死刑になることも喜べるのですか？」

「喜べるね。死刑もまた楽しい」

沖先生は、絶句して、その静かな笑顔を見つめるだけです。

「ぼくには、なれそうもないことです……」

「まちがっているね、君の考えは。人事を尽くして天命を待つ。君は生きているのではない。生かされているのだよ……」

神の働きとは、命の働きのこと

同志の騎馬団に救出される

この牢獄での不思議な老人との対話で、沖先生は、知らず知らずに、真理に導かれていったのです。こうして、二ヵ月ほどが過ぎたある晩。沖先生は、夢うつつの中で、激しい罵声《ばせい》と騒音、銃声を聞いていた。すると、老人が沖先生を揺り動かして、こう囁《ささや》いた。

「私の同志たちが、迎えにきたが、君もいっしょに逃げるかね？」

ハイッと、跳ね起きた。まさに、周囲は激しい戦闘状態。老人の奪還に牢獄を襲撃してきた同志たちは、三〇人余りの騎馬団だった。彼等は沖先生にも一頭を与えてくれた。

背後に銃撃音を聞きながら、騎馬団とともに、ただひたすら暗闇を疾駆《しっく》し続けた。まさに、思いも寄らぬ展開。まるで西部劇映画のよう。

翌日の午後、彼等の隠れ家に着き、そこでようやく一泊した。同志たちの説明によれば、この老人の名は、アル・ホセイニー師。イラン宗教界の重鎮という。まさに、沖先生は、牢獄で聖者に会い、その薫陶《くんとう》と教えで、真理に目覚め、ヨガの道を志すことを決意したのです。

まさにホセイニー師こそが、沖正弘導師の永遠の師となったのです。

その教えは、沖ヨガの根本教理といってよいでしょう。

「……内なる神の働きとは、いのちの働きのことだ。いのちとは、何か？　生きている現実そのものが、いのちのあらわれだ。そうして、いのちの真の姿は、自分を最高に高めたときに、あらわれるものだ」

治癒力を最大限にするファスティング

少食で心身は最も調和する

ヨガは、「ファスティングこそ万病を治す妙法」と教えます。

つまり、断食・少食を行えば自然治癒力が最大限に発揮されるのです。

古代ギリシアの医聖ヒポクラテスはこう諭《さと》しています。

「人間は、生まれながらに体内に一〇〇人の名医を持っている」

この一〇〇人の名医こそ、自然治癒力そのものです。断食・少食で治癒力は最大に引き出されます。それは、まず心身が最も調和するからです。

ヨガでいう健康状態とは、次のようなものです。

▼睡眠時間が短い。▼少食ですむ。▼呼吸が深い。▼気分がいい。▼動作がスムーズ。▼ファイトとスタミナがある。▼疲労がすぐに回復する。

これらは、断食や少食で到達する境地です。

つまりファスティングこそ、心身調和の理想状態に至るベストの方法なのです。

「腹六分で老いを忘れる」「腹四分で神に近づく」とは、そういうことだったのです。

牢獄の聖者アル・ホセイニー師が沖先生に指し示した、いつでも「笑える」「感謝する」心の状態は、まさにファスティングによって、実現できます。

一日一食などファスティングを実践した人たちが例外なく口にすることがあります。それは「腹が立たなくなった」「何にでも感謝する気持ちになった」と言うのです。

そして、こう付け足します。

「いのちって、不思議ですねぇ……」

生命は正常に戻ろうとする

ファスティングが万病を治し、若さを保つ……その不可思議な働きも、医学的に次々に解明されています。現代医学も、遅ればせながら、この驚異の効能を認め始めています。さらに、その奇跡とも思えるメカニズムも解明されています。

もはや、いかなる医学も、ファスティング（断食・少食）の医学的効能を否定することは、不可能です。

では、ヒポクラテスが説いた「自然治癒力」とは、いかなるものでしょう？

その原理の根源にあるのが、ホメオスタシス（生体恒常性維持機能）です。これは、動植物を問わず、単細胞の生命体から、多細胞生物まで、あらゆる生物に備わっています。それこそ「生命の根本原理」です。つまり、生体には常に正常な状態を保とうとする働きが備わっているのです。

あなたの体もそうです。恒常性を維持する機能が、常に働いています。

その典型が体温です。ヒトの平均値は約三六・九度。夏場、猛暑にさらされると汗がダラダラと流れます。それは、あなたの身体が、汗の気化熱を利用して、体温を冷まそうとしているのです。逆に、氷点下、酷寒《こっかん》の真冬では身体はガタガタ勝手に震えます。それは、筋肉を小刻みに動かして、血行を促進して、体温をあげようとしているのです。

これらは、だれも意識して行っていません。しかし、生命体は、生存するために、これらの働きを示すのです。

生命の神秘、宇宙の奇跡

いったい、だれがホメオスタシスを働かせているのでしょう。

それは、あなたでもない。私でもない。それを働かせているのは、まさに大自然の力です。生命を創造した見えざる宇宙の力です。それを、古代より人々は、神（ゴッド）と呼び、仏（ほとけ）と呼んだのです。現代の科学者たちは、それを〝サムシング・グレイト〟（見えざる偉大な力）と呼んでいます。

生命は常に正常を保とうとする――まさに、それは生命の神秘。宇宙の奇跡というしかありません。

そして、ファスティングが、ホメオスタシスを最高度に働かせるのです。

それでは、そのメカニズムを解明していきましょう。

消化エネルギーを治癒エネルギーに

消化エネルギーを治癒に回す

まず、生命エネルギーから見ていきます。

私たちは、日々、生命エネルギーによって生きています。そのエネルギーの大半は消化吸収に費やされます。一日三食、食べると、その消化吸収エネルギーは、四二・一九五キロのフルマラソンを走るだけのエネルギー量を消費すると言われています。

食事をしたあと、眠くなるのは、血液が消化吸収に動員され、脳への血流が少なくなるからです。断食をすると、この消化吸収エネルギーが、自然治癒エネルギーにシフトします。具体的には、ファスティングで免疫力、排毒力が、格段に高まります。

だから、病気も、怪我も、劇的に早く回復するのです。

それを証明するのが、野生動物たちの行動です。野生の生き物たちでもケガをしたり、病気をしたりすることはあります。そんなとき、かれらはどうするでしょう？

巣穴にこもり、何も食べず、身体を横たえて休みます。

つまり「食べない」「動かない」「寝ている」状態です。ただ、それだけで奇跡が起きるのです。「食べない」ことで体内の排毒が加速され、自然な治癒が昂進《こうしん》します。

犬は二倍の速度で治った

断食が自然治癒を加速する。その奇跡的な効能も実験で確認されています。

大阪大学医学部教授の寺井嵩雄《たかお》氏は、次の実験で証明しています。

まず、二匹の犬の背中にヤケドをつくり、ブドウ球菌を植え付け化膿させます。このうち、一方の犬には、毎日、多量の牛肉を与えました。他方の犬には一週間なにも食べさせませんでした。つまり、断食をさせたのです。その結果は、驚くべきものでした。

多量の肉を食べさせた犬は、治るまでに二週間もかかりました。ところが、断食をした犬は、わずか八日間で完治したのです。つまり、断食は約二倍のスピードで自然治癒力を加速したことがわかります。つまり治癒力は倍増したのです。

ケガ、病気のとき、巣穴で何も食べない野生動物たちの、選択は正しかったのです。

さて——。

現代医学は、これと逆なことをやっていることに気づくはずです。

「しっかり、食べないと治りませんよ」「栄養を十分にとってください」

必ず、医療現場で聞かれる言葉です。なぜ、管理栄養士や医師たちは、病人やケガ人にしっかり食べさせようとするのか？

「食べないと、栄養失調になって、治らない」

この発想が、完全なまちがいであることは、寺井教授の犬の実験でも、すぐにわかります。少なくとも栄養をとらない断食は、病菌侵入による化膿性疾患に著しい効果を発揮しました。この実験は、蓄膿《ちくのう》症、カリエス、水虫、その他、化膿性皮膚病などに劇的効果をあらわすことを証明しています。

「断食は病菌が体内に棲息できない状態を作り出し、治癒させている」（寺井教授）

免疫細胞が活性化する

では、断食をさせると、どうして病菌を排除できたのでしょう？　なぜ、犬は二倍の速度で治癒したのでしょう？

それは、断食で免疫細胞が活性化したからです。

以下の情報は、そのメカニズムを各々説明しています。

▼「断食は免疫系を活性化させる科学的確証を得た」（南カリフォルニア大）

▼「空腹状態になると、身体がエネルギーを蓄えるため不要な免疫細胞をリサイクル

する」（同）

▼「半年に一度の断食で免疫力が高まり、長生きできる。この事実が証明された」（ニュースサイトＩＲＯＲＩＯ）

▼「短期間断食でも、細胞は刺激を受け、新しい白血球を産生する」（『断食の効用』ＨＰ）

▼「断食中は、白血球は空腹を満たそうと、侵入者の病原菌を食べ始める。こうして、免疫力は高まる」（東京都立多摩総合医療センター）

万病原因〝体毒〟を排出する自己浄化

デトックスで自己浄化

断食による治癒の神秘は、免疫力向上だけではありません。

万病の原因は〝体毒〟です。文字通り、体内にたまった毒素です。なぜ、たまったのか？　それは新陳代謝の能力以上の食物を食べたからです。代謝能力以上の食物は、当然処理しきれません。それら〝余り物〟は、老廃物として体内のどこかに蓄えるしかない。まずは、脂肪細胞に蓄えます。さらに、体内でも弱った組織や臓器に蓄積していきます。さらにその上、約六〇兆個といわれる体細胞の一つ一つにも、毒素はたまっていく。そして、この毒素が、組織や、器官、臓器を傷め、衰えさせます。それが、病気の根本的な原因です。

東洋医学は、古来、万病原因は〝体毒〟と喝破してきました。

それは、まったく正しかったのです。〝体毒〟によって汚された血が〝瘀血《おけつ》〟です。こうして、〝体毒〟は全身に巡るのです。すると、様々な病を引き起こします。

このように、病気の原点は、じつにシンプルです。

しかし、西洋医学は、この基本的な病気の成り立ちを、全く理解していません。病気の原因は、病原菌やウイルスであり、遺伝子の異常などと、いまだ考えています。〝体毒〟の存在、つまり――体質の悪化が病気をもたらす――という単純な真実に、いまだ気付いていないのです。

これは、信じられないアタマの悪さです。

身体の大掃除で治る

沖先生の講話を思い出してください。

「生命とは〝IN　OUT〟だ！」

〝IN〟とは食事のことです。〝OUT〟は排泄です。

身体に〝体毒〟がたまった、ということは〝IN〟が〝OUT〟より過剰なのです。なら、〝IN〟を一時ストップしてやればよい。すると、〝OUT〟のみになり、身体は浄化されていきます。この排毒効果こそ、ファスティングの特筆すべき著効です。

つまり、自己浄化――クリーンアップ機能です。わかりやすくいえば、身体の大掃除です。それは、断食・少食の奇跡の医療効果を鮮やかに説明します。

それも、〝体毒〟＝〝病原〟の方程式がわかれば、自明です。

さらに、身体の弱り病んだ組織なども分解、排泄されていきます。これが自己融解です。まさに、新陳代謝の妙理……！　だから、身体はさらにリフレッシュするのです。だから、万病が治るのです。

■心臓病：冠状動脈などの内側にコレステロールなどネバネバ物質（アテローム）が溜まり、狭めたり、塞《ふさ》がったりすることで発病します。ところが、断食・少食で栄養源が入ってこないと、身体は、このアテロームを〝食べて〟栄養源とするのです。つまり、勝手に血管内壁の〝汚れ〟は浄化され、内壁はツルツルになります。だから、ほとんどの心臓病は断食で治ると、断言してもまちがいではありません。「食べなきゃ、治る」のです。バイパス手術やステントなど血管拡張手術が、あまりに、ばかばかしく思えてきます。

■脳卒中：脳の血管が詰まったり、狭まったり、出血する疾患です。心臓病同様に、ファスティングすれば、いやでも血管内の汚れは自己浄化されます。よって、脳血管疾患も、治癒していくのです。

■認知症：認知症も原因は、脳への血行不良です。さらには、脳神経細胞への神経毒物の沈着です。つまり、脳に蓄積した〝体毒〟です。それは、鉛、水銀、アルミニウムやカドミウムなど重金属類、さらには、食品添加物や農薬などの化学毒、環境ホルモンなどの汚染物質です。断食すれば、まず、脳血管はセルフ・クリーニング（自己浄化）でツルツルになり、さらに、これら脳内毒素が排毒されます。すると、脳細胞は生き生きと働くようになります。さらに、神経細胞は修復機能やバックアップ機能があることも、確認されています。だから、認知症もファスティングで治っていくのです。その事例も本書では紹介しています（一二一ページ参照）。

しかし、現代医学は、これら精神疾患の患者に、猛烈な神経毒である向精神薬を投与しています。〝体毒〟の沈着で発症した脳神経疾患に、さらに〝毒素〟を投入する。これで〝治す〟という。まさに現代医学そのものが、完全に間違っています。

■うつ病：ファスティングでめざましく治ります。やはり、脳内毒素がデトックスされ、清々《すがすが》しくなるからです。あるうつ病患者は自殺しようと考えた。鉄道自殺は痛そうだ。首吊りは苦しそう。身投げは泳げない。そこで、餓死することにした。ところが三日、四日たつうちに、心が澄み切って、晴れ晴れとしてきた。死ぬのがアホらしくて、笑いがこみあげた。まるで、落語のような話です。これも脳内デトックスが進んだおかげ。精神疾患もこうして治っていきます。海外の研究でもそれは証明されています。

■ガンは延命装置、浄化装置

ガン…ガンは、〝体毒〟の蓄積によってできる典型的な病気です。

「ガンは血液の汚れによって起きる」（国際自然医学会会長、森下敬一博士）

血液の汚れが進むと、血液が腐ってきます。これが敗血症です。体内に侵入した細菌が血液に入り増殖することで炎症反応が起こるのです。発症すると短時間で悪化し数日で死亡することもあります。だから、生体はその最悪の事態を避けるために、一部の臓器や組織に血液の汚れを引き受けさせるのです。はやくいえば〝ゴミ溜め〟をつくる。そこに毒素を集めることで血液をとりあえず浄化する。

「ガンは延命装置であり、血液の浄化装置なのです」（森下博士）

なんという生命の奇跡でしょう。ガンができなければ、数日で死ぬところを、数ヵ月、数年と命を長らえることができるのです。そういう意味で、生命はすごいと思います。また、ガンに心から「ありがとう！」と感謝を送ることですね。

つまり、血液が汚れるような間違った人生を送ってきたことを、気づかせてくれたのですから……。それは、偏食、暴食などから苦悩、不安などの悩みまでいえます。

では——。

ガンを治すのも、じつにカンタンであることに気づきます。つまり、血液をキレイにしてやればいいのです。〝IN　OUT〟理論を思い出してください。

断食で〝IN〟を断てば、血液の汚れは〝OUT〟していきます。すると、血液はセルフ・クリーニングで、浄化されます。そうなると、もう〝ゴミ溜め〟の存在理由もなくなり、ガンは自然退縮して消えていくのです。

〝汚れ〟を体が食べて浄化

■肝臓病：肝臓は人体に侵入したあらゆる毒物を分解処理する化学工場です。しかし処理能力以上の毒素が入ってくると、オーバーワークとなり、ギブアップ。その毒素は、肝臓自身にも溜まっていきます。それが、肝硬変など肝臓病の原因です。やはり、ファスティングで〝ＩＮ〟を断てば、肝臓は見るまに自己修復して肝臓病も治るのは当然です。

■腎臓病：腎臓は、ろ過装置（フィルター）で血液を浄化しています。しかし、過食で栄養過多になると、老廃物を処理しきれなくなります。ちょうど、台所の生ゴミ受けが目詰まりを起こしたようなもの。ところが、断食すると、空腹状態の身体は栄養を欲して、あのヌルヌルまで〝食べて〟しまう。つまり、自動的に腎臓はセルフ・クリーニングされるのです。

だから、腎臓病も断食・少食で治ります。

「透析を命じられた患者の約八割は、断食など食事療法で改善し、透析不要となります」（菅野喜敬《よしたか》医師）

しかし、こんな当たり前の指導をする医師は、日本では数少ない。なぜなら、ファスティングで完治すると、一人当たり年間五〇〇万～六〇〇〇万円という透析代が入ってこなくなるからです。こうなると、まさに彼らは、金の亡者でしかない。

「糖尿病は治らない」〝妄言〟専門医

一五人インスリン注射から離脱

■糖尿病：食べ過ぎによる栄養過多を、体が処理しきれず、血糖値が異常に高くなり尿中に糖が排出される状態ですから、糖尿病と命名されました。食べ過ぎで起きる病気ですから、食べるのを止めれば治ります。子どもでもわかるリクツです。ところが、現代医療の糖尿病専門医は、不思議なことを言います。「三食しっかり食べてください」。三食しっかり食べたから糖尿病になった患者に、「しっかり食べろ」という。不思議というより、実にシュール（超現実的）です。

また、糖尿病の専門医は、こう断言します。「糖尿病は治りません！」。これもまた異次元にワープしそうな台詞《せりふ》です。専門医は、つまり「一人の糖尿病患者も治していない」ことを、自白しているのです。そして、「このクスリを一生飲み続けることですね」と血糖値降下剤を与えます。患者も「ハイわかりました」。なんとも目を疑う光景です。いうまでもなく、少しずつ慎重に食事を減らしていけば、身体が少食に慣れて、糖尿病は治っていきます。ある医者は断食指導でインスリン注射依存の一五人の患者を、離脱させることに成功しています。

ガン、心臓病も食べなきゃ治る

「糖尿病は食べなきゃ治る」

当たり前すぎて、口にするのもバカらしくなります。ちなみに、一九七七年、発表されたアメリカのマクガバン報告（米上院栄養問題特別委員会リポート）は、❶高カロリー、❷高たんぱく、❸高脂肪、❹高精白、❺高砂糖の〝五高〟食品が、先進諸国のガン、心臓病、糖尿病さらに精神病まで、原因となっている、と結論づけています。そして、アメリカ人の食事を半減することを提案しています。すると当時で三九〇万人いた同国の糖尿病患者は「五〇％減、あるいは五〇％程度、症状を改善する」と同報告は結論づけています。アメリカ政府が、約四〇年も前に、すでに「糖尿病はカロリー制限で改善する」と公表しているのです。

一方で、日本の専門医は、「糖尿病は治らない」と平然とのたまう。なるほど、とうなずいて患者は、おとなしく通院する。私は、彼らのアタマの中身を疑います。

ちなみに、マクガバン報告は、同様に食事改善で、ガンは「発生も死亡率も二〇％減」、「心臓病（および血管系の病気）は、共に二五％減」と結論づけています。

まさに、食事療法とファスティングの素晴らしい成果です。

〝不治の病〟も全快する

「食事で患者を治せるなら、薬は棚の奥の壺にしまっておきなさい」（ヒポクラテス）

断食に詳しいアメリカのM・イトチュン博士も、こう断言しています。

「ファスティングは、高血圧、貧血、腎臓病、甲状腺腫、ガン、大腸炎、関節炎、気管支炎、白内障などに優れた効果がある」

同様の賛辞は多い。

「特徴的なのは、いわゆる〝不治の病〟といわれる病気が、断食で全快していることである」（D・ヴァーリーズ博士）

「食べないのに、なぜ治るんだ⁉」

ここまで書いても、現代栄養学と医学に〝洗脳〟された医者には、理解できないかもしれません。まさに、医学教育は〝狂育〟だったのです。マインド・コントロールの底無しの恐ろしさです。

肉食、過食はペニス、心臓に悪い

EDと心臓病は同時多発

排毒力（デトックス）、免疫力の向上の他、断食効果の一つが、微小循環の改善です（三一ページ参照）。全身の毛細血管の血流が改善され、末端組織にまで血液（酸素、栄養）が行き届き、様々な疾患が快癒するのです。

ガンは、血行不良による低血流、低体温、低酸素で起こります。だからファスティングによる微小循環の改善もまた、万病が治るメカニズムの一つです。

第5章で述べるＥＤ（勃起障害）、不妊症の改善にも、毛細血管の血行改善は深く関わっています。さらに、気をつけたいのは動物性食品の害です。ファスティングとベジタリズム（菜食）を掛けると、効果は絶大です。一日一食で肉をガッツリいくより、野菜にしたほうが、効果はまるでちがいます。

「肉食習慣というライフスタイルは、ペニスにも心臓にも、悪影響を与えている」

（テリー・メイソン医学博士）

悩める男性なら、ここで身を乗り出すでしょう。

「……じつは、男性の勃起不全（ＥＤ）と心臓病の間には、強い相関関係があったのです」（メイソン博士）

これはＥＤが「心臓病などのサイン」と指摘する鶴見隆史医師（前出）の警告と符合します。

全米医師会の大会で、心臓病と泌尿器科の両専門医たちは、同じ結論に達しました。

「この関係の深さは、内皮細胞の損傷によるものだった。内皮は血管内壁の表面に並んでいる細胞の薄い膜です。ペニスは単位面積当たりの内皮細胞の数がもっとも多い器官なのです。よって、内皮細胞の機能に悪影響を与えるものは、すべてペニスの症状となって現れるのです」（メイソン博士）

カタカナ食からひらがな食へ

つまり、ペニスを勃起させる微細な血管内壁がアテロームなどでダメージを受ける。すると、血流は阻害され、勃起不全となるわけです。心臓の冠状動脈が阻害されると心筋梗塞などの心臓病になるのと、メカニズムはまったく同じです。そして、ひきがねは、いずれも肉中心の欧米食なのです。

「欧米風の食生活を調べると、高脂肪、高カロリーの肉食中心で、運動をほとんどしないか、まったくしないライフスタイル。それと『内皮細胞の損傷』には、強い関連があります。肉食習慣は、心臓病にも、ペニスにも、悪い影響を与えていたのです」（メイソン博士）（『超医食革命』ジーン・ストーン編　大島豊訳、グスコー出版、参照）

やはり、ここでも洋食から和食、カタカナ食からひらがな食への回帰が、キーワードとなります。

長寿遺伝子が解明した少食長寿の謎

腹六分ネズミは二倍生きた

さらにファスティング（断食・少食）効果で、特筆すべきは若返りと老化防止です。実験動物にカロリー制限すると、なぜか、寿命が延びる。これは、生物学、医学の長い間の謎でした。学界で最初に注目を集めたのは米、コーネル大学のＣ・Ｍ・マッケイ教授の実験でしょう（二五ページ参照）。

マウスに与えるエサのカロリーを六〇％にすると、一〇〇％与えた飽食ネズミの約二倍も生きたのです。これは「腹六分で老いを忘れる」というヨガの教えを、見事に証明したかたちです。しかし、腹六分ネズミの寿命が二倍にのびた理由は、マッケイ博士にもわかりませんでした。カロリーを半減すると寿命が倍増する。この事実は、衝撃的です。

しかし……、このマッケイ報告は、マスメディアで大きくとりあげられることはなく、歴史の闇に消えていきました。そして、マクガバン報告も同じ運命をたどりました。世界のメディアを支配する巨大な勢力が、それを許さなかったのです。彼らは、世界の農業、食糧、医療利権も掌握しています。

食べる量を半分にしたら寿命が二倍に延びる。そんなことを、人類が知ったら……。〝かれら〟は恐れたのです。農産物から食糧、食品の売り上げが半減する。つまり市場が二分の一に……。すると、価格も暴落するでしょう。さらに、困ったことに、食べる量を半減すると……「ガンは二〇%減」「心臓病は二五%減」「糖尿病は五〇%減」(マクガバン報告)。

つまり、病人が激減する。これでは、医療利権に与《あず》かる人も大いに困る。

そこで、〝闇の勢力〟は、マッケイ報告も、続くマクガバン報告もメディアで黙殺し、闇に葬り去った、というわけです。

だから、本書で「これらの報告の存在を初めて知った!」という方も多いはずです。日本のテレビ、新聞だけでなく、世界のマスコミも巨大な利権に操作されている。それは、一般常識として知っておくべきです。

動物は一・五〜二倍生きた

このような情報操作にもかかわらず、カロリー半減で寿命二倍というマッケイ報告は、アンチ・エイジングの学者たちを大いに鼓舞しました。その後、様々な実験動物に対して、カロリー制限の実験が行われたのです。

結果は、じつに驚くべきものでした。すべてがマッケイ報告を裏付けたのです。

カロリーを半分近く減らす。すると、実験動物の寿命は一・五〜二倍延長することが確認されました。興味深いのは、この神秘的な現象は、酵母菌や原生動物のような単細胞生物から、ミジンコ、クモ・昆虫、ラット、サルのような哺乳類にまで、共通していたのです（図A）。

すでに数十例を超えるカロリー制限実験で、同じ結果が出ています。

もはや「少食が寿命を延ばす」……この事実は、くつがえりようがありません。

そのいくつかの例です。

■マウス：満腹組は一年で全滅。腹六分組は二年近く生きた。

[図A] カロリー制限による平均寿命の延長

酵母菌から線虫、ミジンコ、昆虫、哺乳類まで 1.5 〜 2 倍生きた！

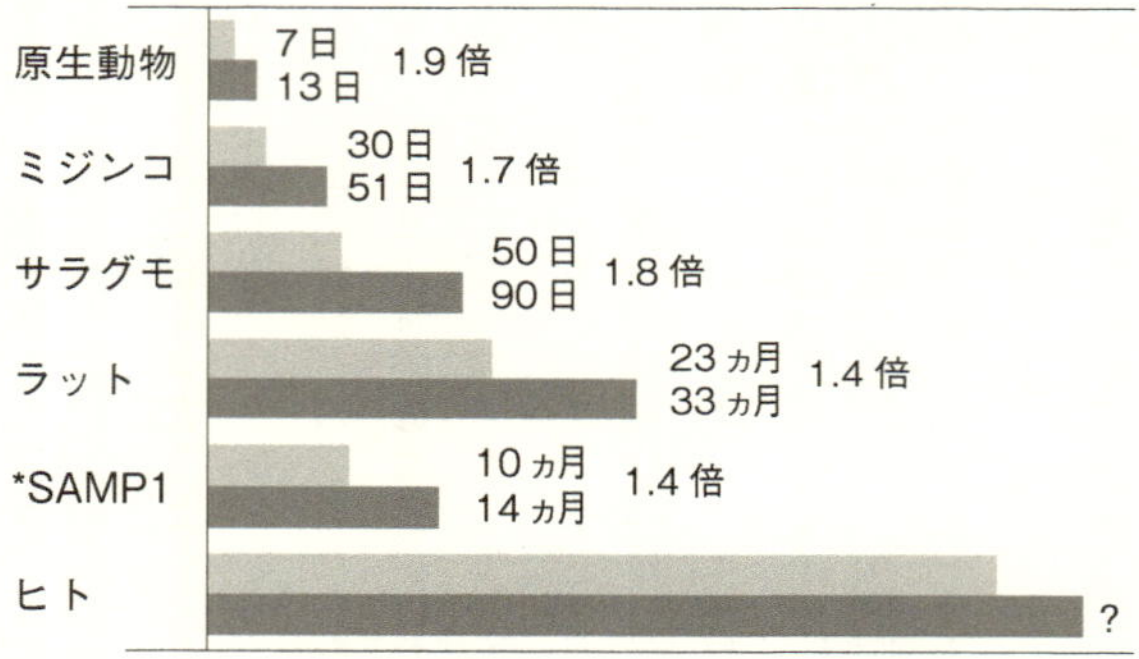

（出典：http://sugp.int-univ.com/Material/Medicine/cai/text/subject07/no10/html/section1.html）

一九八八年、九大と南フロリダ大の合同研究。腹一〇分とタラフク食べたネズミは、一年以内に全て死んだ。いっぽう、腹六分で脂肪分の少ないヘルシー食の群は、二一ヵ月たっても全匹生存していた！

■マウス（メス）：カロリー三割で寿命は一・七倍！

これは腹六分の、さらに半分。まさに人間で言えば一日一食以下。それでも、長寿記録を大幅更新して、平均寿命は腹一〇分群にくらべて一・七倍も延びた。

■サル（アカゲザルとリスザル）：腹七分群は二倍生きた。

腹一〇分群と腹七分群に別けて、一五年間観察した結果、腹七分のサルは二倍生き延びた。

少食組は見かけも若々しい

これら動物実験に共通するのは、少食組の動物たちは、寿命が約二倍延びただけでなく、見かけも実に、若々しい。サルの実験では、飽食サルは、老け込んで、シワだらけ。それに対して、少食サルは、皮膚も若々しく、毛のつやもよい。さらに、機敏に動き回り、外見も行動も若い。そして、ガンや糖尿病という老化病による死亡も三分の一以下。さらに認知症など脳退化も飽食組には多く見られた。しかし、少食組には皆無といってよい。つまり、ファスティングは外見も中身も、若さを保つことが、数多くの動物実験で証明されたのです。

ついに長寿遺伝子サーチュインを発見！

ガレンテ博士の快挙

そして、ついに長年、アンチエイジングの抗加齢学者たちを悩ませてきた少食と長寿との関連が解明されたのです。それが、長寿遺伝子サーチュインの発見です。

一九九九年、米マサチューセッツ工科大（ＭＩＴ）のレオナルド・ガレンテ教授は、線虫の実験で、カロリー制限すると急増する特殊な遺伝子の存在を発見しまし

[図B] カロリー制限ありで各臓器の長寿遺伝子は急増する

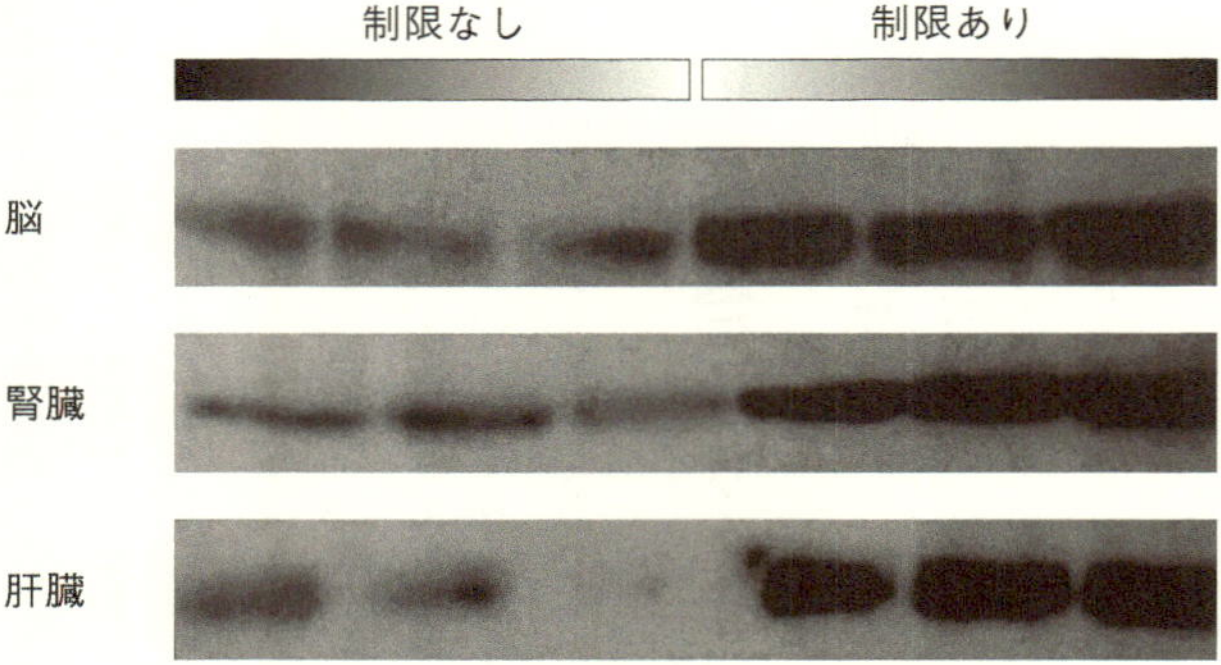

(出典:H.Y.Cohen, Science(2004))

た。その後、同様の遺伝子はあいついで発見されています。

さらに教授は、この遺伝子は、あらゆる動物に共通に存在することも突きとめたのです。図Bはラットをカロリー制限したときの長寿遺伝子です。

脳、腎臓、肝臓ともに、カロリー制限した組の長寿遺伝子量は、明らかに増えています。それだけ、ファスティングにより急激に活性化した長寿遺伝子は、どういう働きをしたのでしょう?

その説明の前に、「老化」とはいったい何か? を知る必要があります。

「老化」は一言でいえば、遺伝子の傷で起こります。若いうちは、遺伝子は傷ついても、自ら修復する能力があります。しか

［図Ｃ］活性酸素や紫外線を「酵素」がはねつけて遺伝子を守る

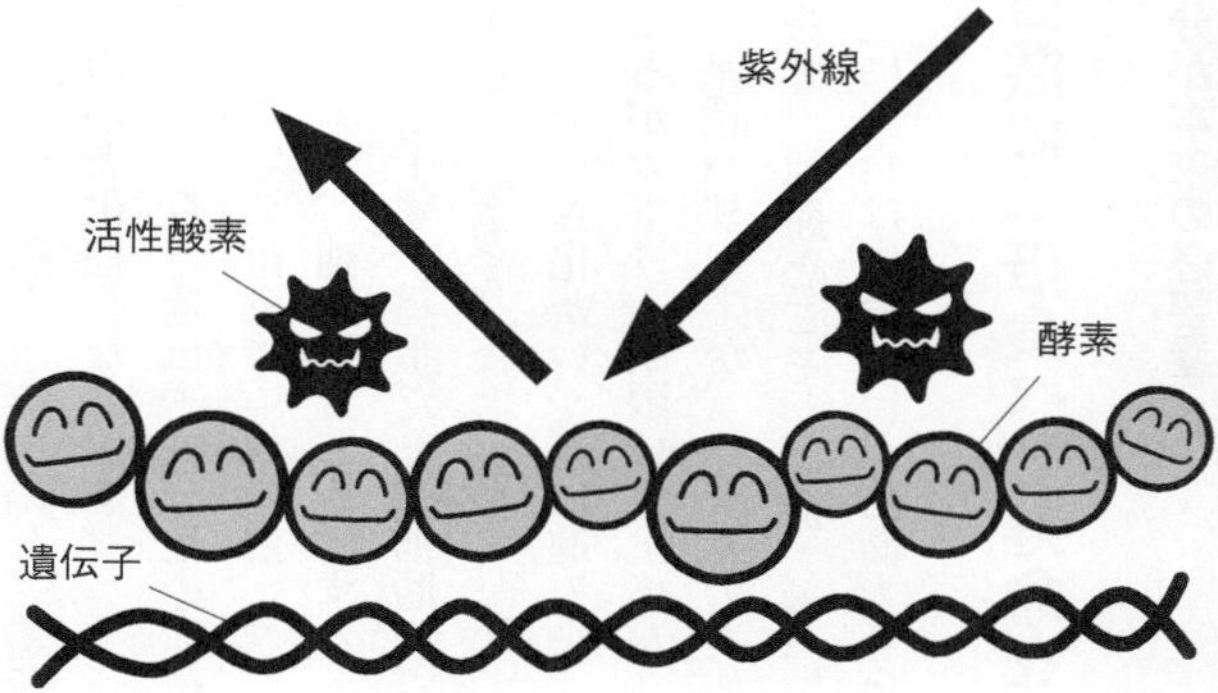

し、歳をとると、修復能力が極端に衰えます。すると、傷ついた遺伝子は、そのまま、傷ついた細胞を増殖させます。この傷ついた細胞こそ、老化細胞なのです。白髪、シミ、くすみ、たるみ……。残念ながら、生命体であるかぎり老化は、避けては通れません。しかし、遅くすることは可能なのです。

長寿遺伝子の発見は、その希望の扉を開いてくれた、といえます。

遺伝子周囲に保護層を作る

「老化」は遺伝子の傷といいました。では、遺伝子の傷はどうしてつくのでしょう。

その大きな原因は活性酸素と紫外線など

です。いずれも遺伝子を損傷し、遺伝情報を狂わせます。そうして傷ついたまま増殖したものが老化細胞なのです。

ところが、長寿遺伝子は、他の体細胞の周囲に活性酸素や紫外線から、その体細胞の遺伝子を守る酵素で「保護層」(バリアー)を形成することが解明されたのです。

この酵素は、補助物質と合体すると「保護層」を形成します。ところが、過食、飽食でカロリーオーバーだと、補助物質も〝肥満〟して合体できない。

だから、「保護層」は形成されず、活性酸素、紫外線などに、体細胞の遺伝子はやられ放題で、老化がいっきに進みます。

ところがカロリー制限で、生体が空腹を覚えると、長寿遺伝子のスイッチがオンになり、保護バリアーが、体細胞の遺伝子をカバーし、ガードするのです(図C)。

空腹感、飢餓感こそが生命力を最大限に高めることが、この事実からもわかります。逆に飽食は生命の自己防衛力を衰えさせるのです。

不自然に二倍食べて寿命を縮めている

腹半分が本来の必要量

なぜ、食べる量を半分にしたら、長寿遺伝子がオンになって、寿命が二倍近く延びるのでしょう？

これは、発想を逆にすべきです。つまり、実験動物たちは、本来食べていい量の二倍も食べていた。ふだん食べたい分だけ十分にエサを与えます。

それは、現代の人類とまったく同じです。その実験動物のカロリーを半減したら「二倍生きた……！」と観察者たちは、驚いているのです。

実は、これら動物たちは不自然に二倍も食べ過ぎていた。だから、カロリー半減は、〝正しい量〟に戻したにすぎない。

野生動物を見れば、わかります。毎日、キチンと三食食べている〝動物〟は、人間サマくらいのものです。自然界では、一日どころか数日あるいは数週間もエサにありつけないこともあるでしょう。そこで、へたばっていたら死滅します。

空腹感こそ幸福感だ！

そこで、大自然（宇宙）は、生き物に、空腹になるほど、生命力が活性化するようにしてくれたのです。

だから、空腹になるほど、生命力や直感力が研ぎ澄まされる。瞬発力、行動力も躍動的になる。つまりは、地球上の生き物にとって、〝空腹〟こそが常態なのです。

だから、空腹感を感じるほど、長寿遺伝子が発動して、活性酸素などから生命を防衛するシステムが備わったのです。

つまり、空腹感を感じたとき、ほんらいの生命力にスイッチが入る。

だから、空腹感こそが幸福感の源泉です。

「食べる工夫でなく、食べない工夫をしろ」「空腹を楽しめ」と言った、沖正弘導師の教えは、約四半世紀の後に、長寿遺伝子の発見で立証されたのです。

「真の健康体は、空腹時にこそ、体調は最高となる」というヨガの教えも、同じです。

それは、本書に登場する一日一食などファスティングを実践された人たち、全てが例外なく口にする言葉です。

マイナスの栄養学、引き算の医学――その正しさが、科学的に証明されたのです。

第5章

夫婦で子づくり！ファスティング

北は少子化、南は多産化のナゾ

「貧乏人の子だくさん」とは

日本人の少子化が止まりません。

それは、先進国どこにでも共通する悩みです。

そして、北の先進諸国は少子化で悩み、南の発展途上国は多産化で悩んでいるのです。

有名な諺に「貧乏人の子だくさん」があります。それは「金持ちの子すくなし」と対語になります。ここに、ヒントがあります。

貧しい家、貧しい南の国々では多産で、金持ちの家、豊かな北の国々では少産に悩む。なぜ、豊かになるほど、少子化が進むのでしょう。昔は発展途上国だった香港、中国、マレーシア、ベトナムなども、以前の多産国から少子国に、急速に変化しています。いったい、何が変わったのでしょう？　まず、大きな変化は、食生活です。

不思議なことに、どの国も経済が豊かになるほど食生活は西洋化します。

穀物が中心だった国は、魚などの動物たんぱくに移行します。さらに豊かになると、安い鳥肉、豚肉などへ。またさらに豊かになると牛肉消費量が急増します。

これを、欧米の栄養学者たちは〝キャトル・コンプレックス〟（牛肉信仰）と呼んでいるそうです。つまり、豊かになるほど高価な牛肉を食べたがる……。学者たちは、それを不思議な現象だとクビをひねっている。私に言わせれば、笑止千万でしかありません。

石油＝牛肉利権で牛肉信仰

人類に刷り込まれた〝牛肉信仰〟こそ、まさに世界的な教育（狂育）とメディアによる大衆〝洗脳〟の結果なのです。その背景に、またもや国際石油メジャーなどの権力の影がちらつきます。今や、穀物の大量生産に石油は不可欠です。栽培から流通まで、穀物は〝石油で出来ている〟のです。それを与えて育てる牛肉は、さらに〝石油の塊〟といっても過言ではありません。家族四人の米国人家庭が、年間食べる牛肉を生産するのに必要な石油は、一家が所有する車の燃料半年分に相当するのです。つまり、牛肉を食べることは、大量の石油を消費することと同じ。つまり、牛肉利権＝石油利権なのです。

なぜ、石油メジャーは、石油を穀物に、さらに穀物を牛肉に変えて消費させようと企《たくら》むのか？　考えてみてください。穀物二〇キロの価格など、タダ同然です。それを牛に与えて一キロの高級ステーキにすれば、価格は跳ね上がります。すると、人々は、牛肉に高い付加価値があるように錯覚し、憧れる。巨大財閥の影響を受ける国際石油メジャーが、食文化から料理まで、メディアを使って巧妙に〝洗脳〟した結果が、先進諸国の〝牛肉信仰〟なのです。

飽食が万病、ED、不妊症の元凶

先進諸国の飽食のツケ

その淵源は、まさに〝近代栄養学の父〟フォイト栄養学の肉食礼賛論にまでさかのぼります（二七ページ参照）。

結論から先にいえば、先進諸国の少子化の原因は、まず、動物性食品への偏り。さらには飽食、過食、美食がその元凶です。それは一九七七年、米上院栄養問題特別委員会（マクガバン）報告で、指摘されたとおり。先進国を悩ませるガン、心臓病、糖尿病、高血圧症から精神疾患まで――欧米食が元凶――だったのです。

これらの過剰摂取と偏りが、いわゆる生活習慣病の元凶だった。同報告は、結論として、「もっとも理想的な食事は、日本の伝統食」と、和食を高く評価しアメリカ人の食生活も、それを見習うべきと結論付けたのです。

飽食に反比例し性力衰退

じつは、ＥＤ、不妊、少子化にも、同じことが言えるのです。

生命にとって、三食きっちり食べて、いつも満腹な飽食状態は、じつに不自然な状態です。

大自然は、空腹時に、もっとも生命力が発揮されるように生き物を創造したのです。ところが、二四時間のべつまくなし食べているヒトという〝動物〟が地球上に出現した。しかし長寿遺伝子でわかるように、空腹感こそ〝生命力のスイッチ〟なのです。

生命力とは、即、生殖力です。旺盛な生命ほど旺盛な生殖力を発揮するのです。

だから、空腹感、飢餓感こそ、生殖能力への大切なスイッチとなります。

それは、植物も同じ。農家の人なら、体験的に知っています。肥料をやり過ぎると、実がしっかり入らない。作物は図体ばかり大きくなって、実入りが悪い。

人間も同じです。飽食、暴食、美食を繰り返していると、生物は、自ら満足し、子孫を残す気力、体力、能力が衰えていくのです。つまり飽食に反比例して性力は衰える。

すると繁殖力も衰えていく。その事実を知っているのが養鶏農家です。

卵をたくさん生ませるには、まず、雌鳥たちに〝断食〟させる。つまり、二週間ほど餌をやらない。数%は餓死するほど過酷な断食です。そして、空腹の極致で餌をやると、ボロボロと驚くほど、卵が産まれるのです。

これは、ヒトも同じ。空腹感、飢餓感こそ生殖力の源泉です。

不妊治療三五万円、アッというまに数百万

二〇〇万円超が吹っ飛ぶ

空腹感、飢餓感……ここに少子化を克服するヒントがあります。

子宝に恵まれるには、飽食、美食は大敵なのです。逆に少食、粗食にすれば、たちまち子どもを授かるでしょう。現に、断食道場などには、断食体験した夫婦から「子宝を授かった！」という感謝の手紙が、数多く寄せられるそうです。

なら——。不妊症対策は、じつにかんたんです。

夫婦でファスティングすればいい。できたら断食サロンなどに入所して七日以上の断食をおすすめします。夫婦ともどもの空腹感は、生命力にスイッチを入れて、たち

まち子どもに恵まれるでしょう。

他方で、不妊症に悩むカップルは増える一方です。そして、彼等はどこに行くのでしょう。なんと、不妊クリニックの門を叩くのです。

そこでは、ファスティング指導など一切しません。また「低カロリー粗食が妊娠を加速する」などという事実について、教えてくれません。そもそも断食の効用など、よく知らないでしょう。かれら医師たちは、ファスティング理論どころか、栄養学すらちゃんと学んでいない。残念ながら、期待するほうが無理というものですね。しかし、ここは心機一転！ ファスティング理論を、多くの産婦人科医に学んでほしい。心から、そう願います。

肝心の食事療法がない！

現代医療の不妊治療にはA：タイミング法、B：人工授精、C：体外授精、D：顕微授精の四タイプがあります。最初はAから始め、効果が上がらないとB、C、Dへ移っていきます。
ここで、もうあなたは、現代医学における不妊治療の欠陥に気付いたはずです。そうです。肝心の食事療法がほとんどない！ それは、まさにファスティングであり酵素栄養療法など。不妊の最大原因は、男女共に体質悪化です。その体質改善のベスト方法が食事改善である。もはや論をまたない。だから、他の様々な疾患同様に、不妊治療も食事改善が、治療法トップに来るのは当然です。しかし、現代医学の不妊治療では、完全に〝食の理論〟が欠落しています（あるいは黙殺している）。

「食事で治せない病は、医者もこれを治せない」

これは、かのヒポクラテスの警句です。つまり、この医聖は「まず、病は食事で治しなさい」と諭している。「不妊症も然り」。これを黙殺している現代の不妊治療は、重ねて残念な欠陥医療である、と言えます。そんなクリニックに、あなたは足を運ぼうとしているのです。医師も患者も発想の転換が必要なときです。

では――。

生命の本質忘れた機械療法

その、欠陥医療のコストを見てみましょう。

▼体外授精：（注射、飲み薬を使う積極的コース）前納金三五万円。

⑴診察等約一〇万～一二万円、⑵採卵（一二個まで）六万円、⑶培養六万円など。

▼凍結胚融解移植：前納金七万円。

▼顕微授精：卵子（一六〜二〇個）一七万円。スプリット（卵子を二グループに分け体外受精と顕微授精を行う方法）三万円。
▼体外成熟培養：一〇万円。
▼胚・胚盤胞移植：人工孵化補助、レーザー法：五万円、ＰＺＤ法：六万円。
▼精子採取：顕微鏡下精巣内精子採取術：二二万円。
▼卵子凍結：三万円他。

（医療法人オーク会の事例）

これらは、ほんの一例にすぎません。しかし、なんともお金がかかるものです。体外受精一回で三五万円！　そして、保険はほとんど利きません。つまり自由診療。それで、確実に子どもができる保証はない。だから、もう一回、さらに……と、はかない希望をかけて繰り返すうちに費用は一〇〇万、二〇〇万円と天井知らずで膨らんでいきます。これらの治療は、不妊原因を精巣や卵巣、卵子、精子の不具合としか考えていません。その根本原因の体質悪化や、さらに改善方法などには、まったく無知です。ただ、卵子、精子などを人工操作するのみです。

ペニスの衝撃波でＥＤ治療

では――。

つぎに男性のＥＤ治療について、見てみましょう。

もっとも盛んに行われているのがＥＤ薬剤です。つまり、クスリによる治療。男性の性的不能はペニスの血行不良が原因なので、ＥＤ治療薬で「血管を拡張させ、血流を増加させる」ことをねらったのです。しかし、中高年は加齢や糖尿病などの生活習慣病で血管が退化・減少するため、ＥＤ治療薬も効かなくなる。そこで、考案されたのが物理的に性器の血管に刺激を与えて、血流改善する方法です。その一つが「体外衝撃波療法」（ＥＳＷＴ）。名前からして〝衝撃的〟。「患部（ペニス）に、低出力の衝撃波を照射することで、血管を再生・拡張させて、血流を増加させ、ＥＤを根本から治療してしまう」が、うたい文句。時間は、一回約二〇分。衝撃波を、イチモツに当てる。これだけで、たいていの男性はビビってしまいそう。しかし「非常に弱い衝撃波なので、ほぼ痛みもなく、副作用の報告もない」という。

さて、気になるお値段だが……この衝撃波治療、値段も衝撃的。なんと一回五万円（六回：二五万円、一二回：四〇万円）。複数回の割引コースがある、ということは、複数回は連続治療しないと〝効果〟が上がらないことの証明でしょう。

バイアグラで死亡、失明……

ちなみに、このクリニックは、ＥＤ治療として包茎手術も行っています。その費用四〇万円なり。お値段を聞いただけで、文字通り縮みあがりそう……。

さらに、親切というか、サービスなのか、来院したＥＤ患者には、「バイアグラ」のジェネリックも処方しています。それも一錠九〇〇円とは高い！

「バイアグラ」は「陰茎の海綿体平滑筋の緊張をゆるめ、血流をよくすることで勃起させる」と言われています。しかし、副作用リスクがあることも、忘れてはならない。

それは「動悸」「頭痛」「顔のほてり」「眼の充血」「関節痛」「消化不良」など。使用量が多くなると「失明」の危険まで指摘されています。さらに「心筋梗塞」「失神」「死亡事故」も起こっているので、まさに、快楽も命がけ。（ＦＤＡ〈米食品医薬品局〉、報告他）

以上のように、不妊症やＥＤ治療は生命をモノとしてとらえる「機械論」（二三六ページ参照）そのものです。だから、治療はホルモン剤や血管拡張剤などの薬物療法、さらには体外受精などのアクロバティックな機械操作でしかないのです。

不妊治療の医師たちは、生命の根源的メカニズムに、まったく関心がいかない。そして、治療費はほとんど保険も利かず驚くほど高い。一回目で失敗したら、二回目、三回目……と、費用は割引になるシステム。つまり、一度では、なかなか受胎しないことは、クリニック側もわかっているのです。

こうして、不妊治療費は、アッと言う間に二〇〇万円を超えてしまいます。さらに子どもが産まれても、自然受精か、治療による受精か、まさに神のみぞ知る……。

不妊医療に補助金とは？

ちなみに、余りに不妊治療費が高額になると、庶民には手が出ない。無縁の治療となる。それでは、不妊治療ビジネスが成り立たない。そこで、東京都は、男性不妊治療にかかる費用への助成金制度をスタートさせた。上限一五万円まで、助成する。これまでに、すでに女性の不妊治療には国と都から合わせて最大二五万円が助成されています。今度は男性まで補助する。すると夫婦併せて四〇万円も公庫から不妊治療の補助金が支給されることになります。

それには、少子化対策という大儀名分があるのでしょう。しかし、そのホンネは不妊医療利権へのサポート。これはｉＰＳ細胞を中心とした再生医療への、大盤振る舞いに通じます。安倍政権は、二〇一三年から向こう一〇年間で一一〇〇億円もの法外な補助金支出を決めました。二〇一四年度だけで支払われた国費一六〇億円……。これらは、まさに医療利権への〝補助〟でしかない。本当に少子化対策を考えているなら、不妊治療に大盤振る舞いする前に、断食・少食のファスティングによる不妊治療への研究費や助成費に使うべきでしょう。これらなら、現行の不妊治療の数十～数百分の一の費用で、子作りが可能だからです。

夫婦で断食！　カネもかからず子だくさん

食べなきゃポロポロ産まれる！

講演会場で若い女性がおずおずと近づいてきて、うつむき加減に語ります。

「……不妊治療に二〇〇万円以上も使ってしまいました」

悔しそうなつぶやきが、忘れられません。私はこう励ましたものです。

「食べなければ、子どもは産まれますヨ！」

昔の多産を思い出してください。私の母方の祖母は、貧しい農家だったにもかかわらず、九人の子どもに恵まれています。父方の祖母も六人。まさに、粗食こそが多産の証明です。

この若い女性も、断食サロン等なら、その何十分の一の費用で済んだかもしれません。夫婦で、自宅でファスティングを実践すれば、費用はタダです。それどころか一日一食にすれば一年間で七二万円も浮く計算です。お金はたまって、子宝に恵まれるでしょう。夫婦とも、自らの内に秘められた生命力の神秘に目覚め、感謝し、信頼することです。

それにしても、現代医学〝信仰〟の根深さには、呆れます。

検査、クスリ、医者、病院……これら四大信仰で、病気が治ると、信じ込んでいる人が余りに多すぎます。無邪気というか純朴というか、はっきりいって馬鹿正直にすぎます。

「不妊治療で用いるホルモン注射など、なんの効果もない！」と、鶴見医師（前出）は断言します。同医師は、酵素断食によって不妊に悩むカップルに、子宝が授かる手伝いをしています。

「少なくとも七割には確実に、子どもが授かっています」（鶴見医師）

朝勃ち無しは重大な病の前ぶれ

朝、勃《た》たない五つの理由

では——。

男性の不妊症はどうでしょう。

最近、ＥＤ、セックスレスが急増しています。

一日一食の実践男性に取材する。すると例外なく「朝、、、勃ちが始、、、まった！」と声が弾みます。まさに嬉しい悲鳴です。ファスティングによるカロリー制限で、生殖力が飛躍的に増大した証しです。「食べない工夫」は子作りにも絶大な効果を発揮するのです。

鶴見医師は、警告します。

「朝勃ちがないのは重大な病気の前ぶれです」

たんなる精力減退ではないのです。

講演が終わったあと、五〇代前半の男性がやってきました。

「もう、二年以上、朝、アレが勃たないんですワ……」

これは、なんとも、お気の毒。一日一食にすれば、イヤでもビンビンですよ、と励ましたら、晴れやかな笑顔に戻りました。

鶴見医師は、朝勃ちのない五つの原因をあげます。

(1)ペニス血流不全、(2)活性酸素の害、(3)腸内環境の悪化、(4)ホルモン低下、(5)ストレスと自律神経。

これらの原因を、くわしく見ていきましょう。

ペニスの動脈は最も細い

(1)ペニス血流不全

毛細血管による微小循環が阻害されて、ＥＤになっている可能性です。男性の体の血管でも、もっとも細い動脈はペニスの血管です。脳の動脈が直径五〜七ミリにたいして、ペニスの動脈は一〜二ミリ。

「病理学的にいえば、動脈硬化は最も細い血管から始まります。ペニスの動脈は体の中で最も細いため、動脈硬化が進行すると、その影響が端的に現れて来るのです。『朝勃ちがないのは、病気の前触れ』だというのは、こうした事実が根拠となっています」（鶴見医師）

人間一人の血管の長さは、どれだけあるか知っていますか？　なんと地球二周半！　その九五％を毛細血管が占めています。髪の毛より、さらに細い動脈で血液が全身に酸素と栄養素を運んでいるのです。そして、静脈は、二酸化炭素と老廃物を回収して排泄します。これが「微小循環」です。その毛細血管が詰まったら、たちまち細胞や組織は、酸欠、栄養不足に陥ります。

「血液中に、余分なコレステロールや糖、たんぱく質、消化不良により吸収された毒物、活性酸素などが増えると、血液は汚れてドロドロになり、血流がドンドン悪くなっていきます」（鶴見医師）

肉好き、脂好きはＥＤに

〝汚れ〟は血管壁に付着します。すると血管壁は厚く、固くなります。これが動脈硬化です。心筋梗塞や脳卒中などの原因ですが、ペニスの血流も悪くなるため、ＥＤの引き金にもなるのです。

さらに、血液中のドロドロ汚れが〝ノリ〟となって赤血球同士をくっつけます。コインのように繋がるのです。（連銭形成：ルロー）

もっとも理想的な血液の状態は、赤血球が一つ一つ離れていることです（左図右上）。

サラサラ血液とドロドロ血液の違い

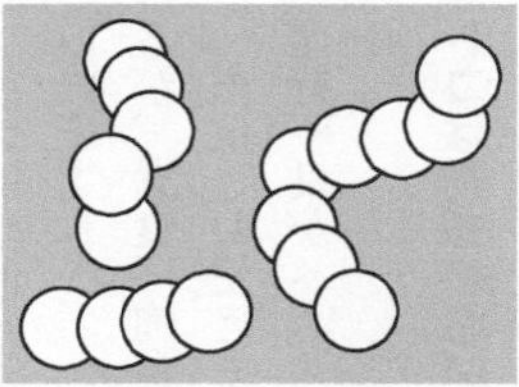

ルロー（連銭形成）がある血液

たんぱく質や脂肪を過剰に摂取していると、赤血球が連なってルローとなり、流れが悪くなって血行不良を起こす。

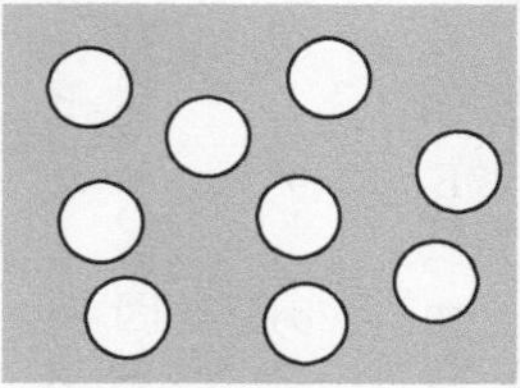

健康なサラサラの血液

1個ずつ独立した、きれいな丸い赤血球が血液中にある。この赤血球が全身に栄養や酸素、免疫物質をスムーズに運ぶ。

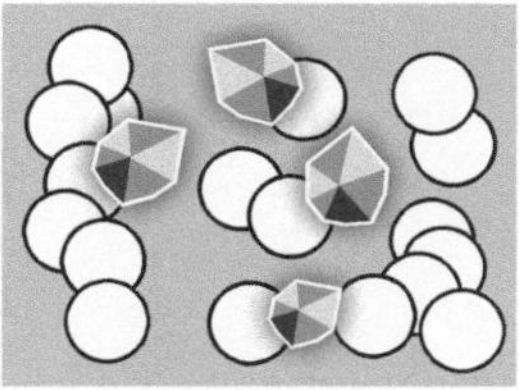

シュガークリスタルがある血液

砂糖や糖質の多いものを食べている人にシュガークリスタルは見られる。赤血球の流れが悪くなり、病気になりやすい体質になる原因だ。

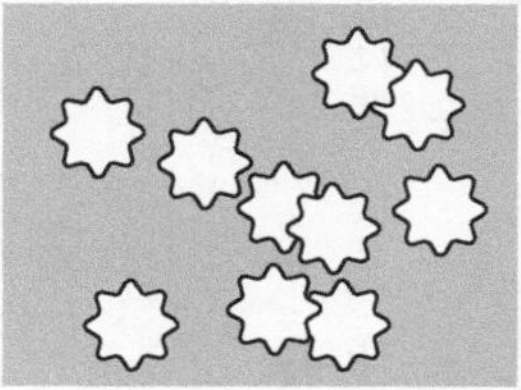

アキャンソサイトがある血液

便秘などで腸が汚れている人や難病患者にアキャンソサイトは見られる。赤血球がトゲトゲに変形してコンペイトウのような形をしている。赤血球の流れが悪くなり、さまざまな不調の原因となる。

（出典：『男性機能を高める本』鶴見隆史著　マキノ出版）

すると、狭い毛細血管を通り抜けるとき自らを折り畳んで通過する。それを「変形能」といいます。

ところが、過食、肉食、脂質過多に偏ると赤血球同士がくっつき、毛細血管を通り抜ける〝裏技〟も使えません。

この血行不良がペニスで起きると、朝もおとなしい〝フニャ××〟になるのです。

甘党オトコは勃ちが悪い

もうひとつ。血流悪化を促進する元凶があります。それが、砂糖、糖質つまり「甘いもの」の摂り過ぎです。すると、血液中に糖分の塊《かたまり》が浮遊するようになります。これが〝シュガークリスタル〟です。（一八七ページ図左下）とうぜん、血流阻害でED、勃起不全の原因となります。つまり「甘党オトコは、勃ちが悪くなる」のです。

さらにペニスの血流悪化をもたらすのが〝アキャンソサイト〟です。（同図右下）赤血球が、トゲトゲのコンペイトウ状に変形しています。便秘などで腸が汚れている人や喫煙者に多く見られます。当然、血流は悪くなり、様々な疾病の原因となります。むろん、ED、朝勃ち不全も、その一つです。

では、血流不全によるEDを改善するにはどうしたらいいでしょう？

血流悪化の原因を、取り除くしかありません。つまり、過食生活をファスティング・ライフに変えることです。さらに、動物性食品から植物性食品にシフトする。つまりベジタリアン食を中心とする。「肉を食うと、アッチも強くなる」は迷信でした。「野菜を食うと、アッチが強くなる」が正解だったのです。

⑵活性酸素とストレスも悪い

活性酸素が脂質と結合すると、過酸化脂質となります。これは腐敗した脂肪で発ガン性もあります。

「血管壁に溜まった脂質が酸化されると動脈硬化の原因となります。アルツハイマー型認知症では、脳内に過酸化脂質が増加することがわかっています。主要な男性ホルモンであるテストステロンを産生する精巣も酸化により老化していくので、活性酸素は男性機能にとってもきわめて厄介なシロモノ」（鶴見医師）

そして、さらに困ったことはストレスでも、活性酸素が発生する。

「ストレスを受けると、コルチゾールという副腎皮質ホルモンが分泌されますが、このホルモンは合成にも分解にも活性酸素の発生をともないます」（同）

これら難敵の活性酸素に対抗する手段はあるのでしょうか？

「食物中のフィトケミカル（植物栄養素）やビタミン、ミネラルが有効です。体の酸化防止のためにも、ＥＤの予防・改善のためにも、抗酸化作用の強い食品を摂取することが重要です」（同）

腸と細胞内の汚れを取れ

(3)腸内環境の悪化

鶴見医師によれば「腸内細菌が勃起にも影響する」という。

つまり、腸内環境が荒れて弱ると、男性器も弱り、ＥＤに直結してしまう。

「食べすぎたり、バランスを欠いた食事を続けたり、さらに大量の飲酒や喫煙、運動不足などの生活習慣の乱れが重なると、腸内環境は悪化し、腸がひどく汚れてきます」「腸が汚れると、血液が汚れ、最終的には、全身一〇〇兆個の細胞に毒素が溜まっていくことになります」（鶴見医師）

とくに、肥満症の人の細胞は悲惨です。その細胞にはコレステロール、プラーク（垢）、中性脂肪や真菌（カビ）、病原菌、白血球の死骸など、汚れが詰まっています。「細胞の一つ一つに〝宿便〟が溜まっているようなもので、私は、これを『細胞

便秘』と呼んでいます」（同）

つまり、腸内環境から細胞環境まで、ファスティングで解毒して改善しないと、EDの回復も望めないのです。

⑷ホルモンの低下

男の更年期には酵素食を！

これは「男性の更年期障害」です。

男性ホルモンの約九五％は、精巣で作られるテストステロン。残りの五％は副腎から分泌されるDHEAなど。

「テストステロンは、性欲や性機能の維持そして精子の産生など男性機能に関わるあれこれを担っていますが、勃起の細胞にも重要な役割を果たしています。勃起が起こるには、神経と血管内皮から放出されるNO（一酸化窒素）が必要ですが、このNO放出を働きかけるのが（男性ホルモン）テストステロンです」「テストステロンが、しっかりと仕事をせず、十分な量のNOが放出されなければ、勃起できなかったり、勃起はしても硬さが足りなかったり、〝中折れ〟したりというED症状が起こってきます」（鶴見医師）

男性ホルモンは、個人差がありますが加齢とともに減少します。さらに、イライラ、不安、抑うつ、記憶力低下などが起こってきます。まさに、オトコの更年期です。鶴見医師は、これら衰えを防ぐために積極的に「野菜や発酵食品などの酵素食」を摂ることを勧めています。さらに「生活習慣を改善して、体内酵素の量が大きく減るのを防ぐことができれば、男性機能の衰えとも無縁でいられるのです」(同)。

(5)ストレスと自律神経
リラックスが決め手だ

自律神経の乱れもセックスレス、EDの原因となります。

引き金となるのが緊張・ストレス下で分泌される神経ホルモン、アドレナリン。別名〝怒りのホルモン〟。それは心拍数、血圧、血糖値を上げて、戦うか、逃げるか、準備するのです。

「戦おうか、逃げようか、と選択を迫られている切迫した状況では、そもそも性欲が起こりませんし、勃起はしません。勃起するには、『食事と睡眠の神経』ともいわれる副交感神経が優位となり、リラックスした状態が必要です」(鶴見医師)

今や、日本人の〝国民病〟ともいわれるセックスレスも、この交感神経の緊張が大きな原因といえるでしょう。つまり、日本のオトコたちは、常に、緊張しっぱなし。ゆったりリラックスしていない。だから、勃つものも勃たない……。

「奥さんが、ご主人にあれこれ注文をつけがちでは、仕事を終えて家に帰っても、また別の緊張を強いられます。結果、ご主人は、ずっと交感神経優位の状態が続くでしょう。これでは、〝その気になる〟ことはありえませんし、奥さんからいくら挑まれても、〝受けて立つ〟のは不可能です」(同)

つまり、家庭がご主人にとって〝第二の職場〟になっているのです。

副交感神経優位のリラックス状態を回復しないと、いつまでもセックスレスは続くでしょう。(以上、『男性機能を高める本』鶴見隆史著　マキノ出版、参照)

今朝も勃ったぞ、一日一食、酵素食！

酵素食とファスティング

ＥＤ、セックスレスの五つの原因……思い当たること、あるでしょう。

鶴見医師は、これらを解決する方法として酵素食とファスティングをすすめています。「酵素」は、別名〝生命の素〟といわれます。あらゆる生命活動は、酵素なしに

「生命の素」酵素を増やせば生殖力アップ！
（体内の働きで分類した四大酵素）

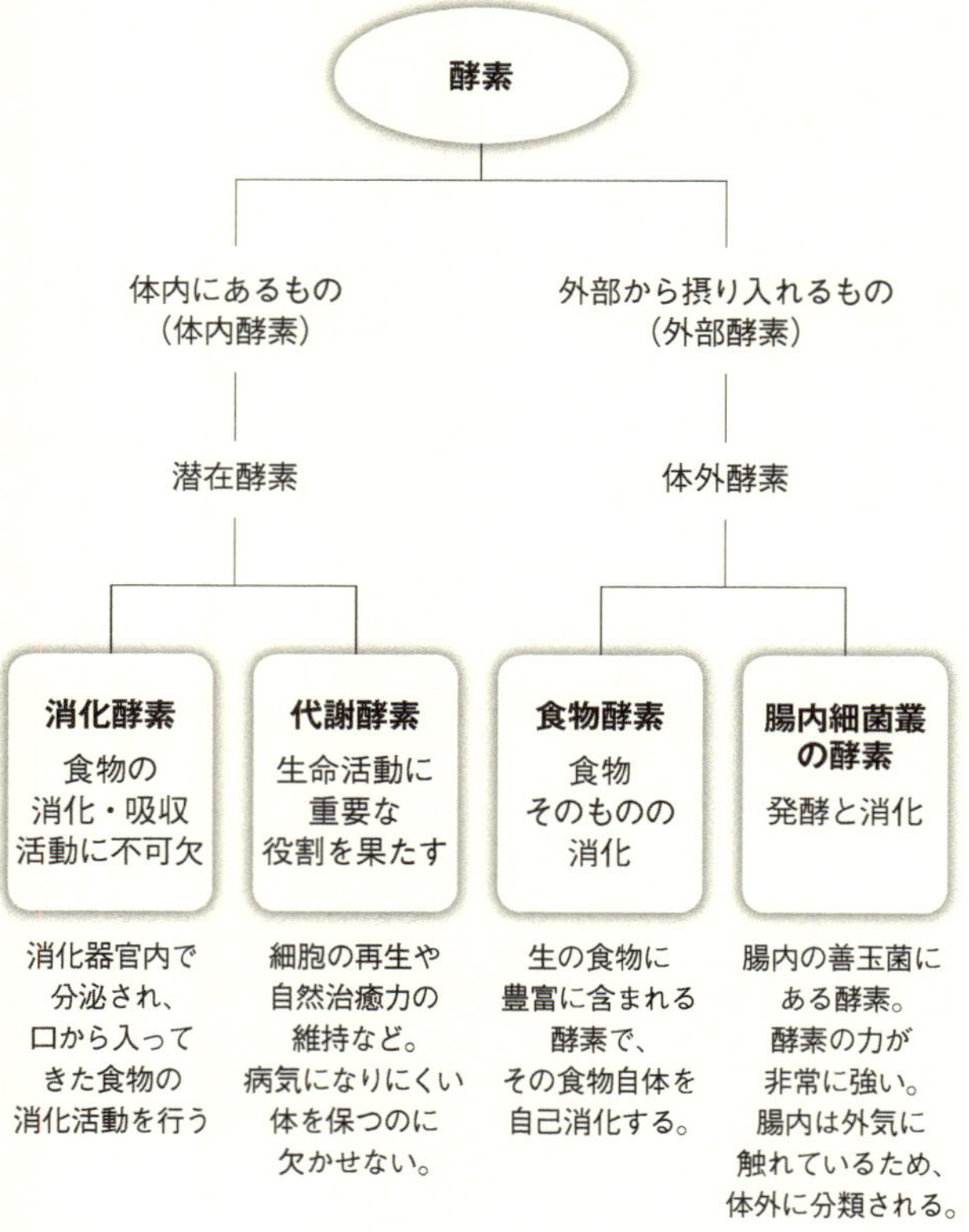

（出典：『男性機能を高める本』鶴見隆史著　マキノ出版）

は、成り立ちません。酵素は「消化酵素」と「代謝酵素」に大別できます。「酵素栄養学」の提唱者であるエドワード・ハウエル博士は、これらを「潜在酵素」と総称しています。さらに、食物中にも酵素は含まれています。これが「食物酵素」です。これらは、体外から取り入れるので「体外酵素」とも呼ばれます。体外酵素には、もう一つ「細菌酵素」もあります。これは、腸内細菌が産生する酵素です。これら四つの酵素を整理すると、(右図)のようになります。

断食・少食で性力アップ

酵素は、体内で一日に作られる量は、決まっています。だから、「酵素を無駄遣いしない」ことが、健康、壮健、長寿の秘訣です。体内酵素の「消化酵素」と「代謝酵素」は、一方の消費が多いと、他方は少なくなります。「消化作業に大量に酵素を使うと、『代謝酵素』が本来しなければならない役割を十分に果たせなくなります」(鶴見医師)

つまり、食べる量を少なくするほど、「消化酵素」の量は減り、その分、生命活動に使われる「代謝酵素」の量は多くなる。だから、断食・少食のファスティングが生命を活性化するのです。生殖活動も生命活動の一種です。だから、ファスティングで朝勃ちするのは、酵素栄養学からも十分に裏付けられます。

酵素をたっぷり摂る食事

具体的には、酵素食とはどんなものでしょう?

❶生食中心に食べる:(生食六:加熱食四)。❷発酵食品を摂る:(味噌、漬物など)。❸朝食代りに酵素ジュース。❹砂糖と悪い油は禁物……。

鶴見医師は、さらに毎週(あるいは隔週)の酵素断食を勧めています。

特筆すべきは、男性機能を強化する「手作りドレッシング」です。

そのドレッシングで、まず生野菜たっぷりのサラダを最初に食べること。つまり、そこに大量に含まれる「酵素」が、その後に食べる物の消化を助けるだけでなく、生野菜自身も消化します。つまり、食事は、その季節の旬の生野菜から食べることです。

さて——。

男性自身を強めるドレッシングとは……。

▼亜麻仁《あまに》油・しょうゆドレッシング:亜麻仁油(大さじ1)、しょうゆ(大さじ1)、黒酢(大さじ2分の1)を混ぜてできあがり。亜麻仁油は、健康面からも最上級とされる油です。黒酢も健康酢のなかで最もパワフルです。

「野菜を適当に切って、このドレッシングで和えると、生野菜がもりもり食べられます」（鶴見医師）

▼亜麻仁油・味噌ドレッシング：亜麻仁油（大さじ1）、味噌（大さじ2分の1）、水（大さじ2分の1）、黒酢（大さじ2分の1）を混ぜる。

　生野菜を食べるとき、〝すりおろし〟も積極的に食べることです。

▼おろしドレッシング：野菜のすりおろしに、しょうゆ、味噌、亜麻仁油などを適量加えて混ぜ、生野菜にドレッシングとしてかけていただきます。

「すりおろすことで、活性化された酵素の働きは、ときに何千倍になることが判っています」（同）

　昔の格言に「大根おろしに医者いらず」とあります。それは、酵素栄養学からも理にかなっていたのです。

精液の量を増やすネバネバ食

子作りネバー・ギブアップ！

酵素と同じように大切な食べ物があります。

それが、食物繊維です。水に溶ける「水溶性」と、溶けない「不溶性」に分けられます。「水溶性」食物繊維は、水を吸うとネバネバのゼリー状に膨らみます。コンブやワカメなどから出るあのネバネバです。これは、腸内でコレステロールや胆汁酸を吸着して体外に便として排泄する大切な働きをします。便秘改善には、欠かせません。

これらネバネバは、腸内で善玉菌のエサにもなります。いわゆる、善玉菌の発酵作用です。そこから生み出されるのが「短鎖《たんさ》脂肪酸」です。

「これは、唾や涙や鼻水から、胃液やすい液、胆汁まで、体内のありとあらゆる体液、粘液の材料となります。それは、精液の材料でもあり、女性の膣を濡らすのも短鎖脂肪酸からなる分泌液です」（鶴見医師）

精液の量が多いほど、精子は、守られて卵子に到達できるのです。

つまり、ネバネバ食物繊維は、不妊症患者には欠かせない栄養素です。それは、海藻類の他、リンゴ、ミカンなどの果物、さらに大豆食品などに多量に含まれます。つまり、これらを積極的に食べる食生活を送っていれば、不妊に悩むこともないのです。

「私は、不妊治療の患者さんや、お子さんの誕生を望む人には、精液の材料である短鎖脂肪酸（ネバネバ）が、じゅうぶんに作られるよう、水溶性食物繊維をたっぷり摂ることをおすすめしています」（鶴見医師）

ネバリ食品をもりもり食べて、子作りネバー・ギブアップ！

以上の各々ポイントを押さえた生活に、夫婦ともどもシフトすれば、子宝に恵まれること、まちがいなし。それはある意味で伝統的な智慧を見習うことなのです。まさに、ご先祖様に感謝ですね……。

第6章

今日も晴れ……
ときどきベジタリアン

「肉」は「タバコ」より多く人類を殺す

肉は米国人の半数を殺す

「肉食は人を殺す！」

のっけからショッキングですね。

発言の主はハワード・ライマン氏。彼は牧場主からベジタリアンに転身した〝マッド・カウボーイ〟として有名。アメリカの〝牛の王国〟モンタナ州で第二位という巨大牧場を捨てて、世界的な菜食運動のリーダーとなった数奇な人生。その著書『マッド・カウボーイ』は、ベジタリズムについて、じつに啓蒙的な本です。（邦題『まだ、肉を食べているのですか』拙訳、三交社）

彼は、いささかのユーモアをこめつつ、こう述べるのです。

「一つの単純な科学的事実から始めよう。これは議論の余地のない現実だ。つまり『肉食は人を殺す』のだ。ちょうどタバコが、人を殺すように。ただ、その〝殺しっぷり〟はタバコなど足もとにも及ばない」（同書、以下同）

ここまで読むと肉好き、タバコ好きは、気分が悪くなるかもしれませんね。

まあ、冷静に元カウボーイの話に耳を傾けてみましょう。

「肉食こそ、アメリカ国内の病気と死亡原因の断然トップなのだ」「いま現在、生きているアメリカ人の二人に一人は、心臓血管系の疾患で死ぬ運命にある。ふつうは心臓発作でポックリいく。そして、心臓発作は、けっしてコーンやブロッコリーやカリフラワーでは起こらない」「これら心臓発作は、まさに飽和脂肪とコレステロールが元凶と常に指摘されている」

つまり、ライマン氏は、アメリカ人の二人に一人は、肉食による心臓発作で〝殺される〟と訴える。

米男性の心臓病死は中国の一七倍！

なぜ、肉食は心臓マヒの引き金になるのか？

「(肉に含まれる) 飽和脂肪は、肝臓でコレステロールに換えられる。そのため、これら二つの物質は同時に作用する。過剰な場合、ネバネバして動脈を詰まらせる。それがアテローム性動脈硬化症や心臓疾患のおもな原因となる」

心臓の筋肉を動かすのは、心臓を覆っている冠状動脈。それが、アテロームで詰まる。すると、心臓筋肉は酸欠でケイレン、たちまち壊死していく。これが心筋梗塞発作。冠状動脈が詰まらなくとも、アテローム沈着で血液の通りが悪くなる。すると、胸に激痛が走る。これが狭心症。いずれも、肉食で血管内壁にアテロームが沈着しているために起こります。

「喫煙が肺ガン、肺気腫《はいきしゅ》や心臓病を劇的に増加させている、という事実がある。その喫煙の害と、まったく同様に、動物性食品の害も、科学的な合理性と一貫性に裏付けられている」「ただし、この事実は、いまだ人々の間では、はっきり確信されているわけではない。その大半の原因は、食肉産業と酪農産業による情報操作によるものだ。『一方で人殺しをしながら、他方でどうやって産業界にとどまるか？』――彼らは、タバコ産業から教訓を得たのだ」

心臓病、脳卒中は無用な死

つまり、タバコ産業と食肉産業は、まさに二大問題産業といえるのです。
ライマン氏の告発を裏付けるデータもあります。
「アメリカ男性の心臓マヒ死亡率は、中国男性の一七倍」（『チャイナ・スタディ』コリン・キャンベル博士）
これは、もう肉食以外の原因は、考えられません。さらに……。

「アメリカ女性の乳ガン死は、中国女性の五倍」(同書)

これも、肉食による〝殺人〟です。

肉食のアブラでやられるのは、心臓病や乳ガンだけではない。脳の血管がアテロームで詰まる。すると、脳出血や脳梗塞で倒れたり、死亡する。いわゆる脳卒中です。

「こうして、我々の食事の中に含まれる動物性食品は、心臓発作だけでなく、脳卒中についても、同様に主要な容疑者なのである」(ライマン氏)

彼は「心臓病、脳卒中は、無用な死」と警告します。動物性食品を食べない。それだけで、アメリカ人の二人に一人は、死なず(殺されず)にすむのです。

菜食は心筋梗塞の九七%を防ぐ

ここまで読んで、不愉快な気分になった人もいるはずです。

だれでも、自分の好物を全否定されたら、面白くありませんよね。

「ほんとかヨォ?」「オーバーじゃないの」

こう反論したくなる気持ちもよくわかります。ライマン氏は、一九六一年、医学誌『ジャーナル・オブ・アメリカン・メディカル・アソシエーション』の特集記事を例に引きます。

「菜食主義の食事は、心筋梗塞の九七％を防いでくれます」

彼が、もっとも決定的データとして例に引くのは、一九七〇年代中期に実施された研究。それは二万四〇〇〇人以上のセブンス・デー・アドベンチスト（SDA）を調査した報告です。SDAはキリスト教系宗教団体で、この教会は菜食中心の食生活を指導しています。彼等はふつうのアメリカ人にくらべると、肉を口にすることはほとんどなく、はるかに多くの全粒粉パンや野菜、果物を摂取していることで知られます。

「生命力の強い人」の意味

ちなみにベジタリアンとは、よく誤解されますが、ベジタブル（野菜）を食べる人という意味ではありません。それは、ラテン語の形容詞の〝ベジタス〟（活き活きとした）を語源とします。だから、本来は「生命力の強い人」という意味です。

ちなみに歴史上の聖人、偉人は、ほとんど例外なくベジタリアンです。

「釈迦は、信者には、『狩猟をはじめ、武器・生き物・肉・毒などの売買はしないように』と説いたそうです。そんな釈迦の食事は毎日一食のみ」（『ベジィ』二〇一五年一月号）

イエス・キリストもベジタリアン。

■完全ベジタリアンの心臓病死は一般人の８分の１

［グラフ1］　セブンス・デー・アドベンチストにおける
完全ベジタリアンと非完全ベジタリアンの死亡率の比較

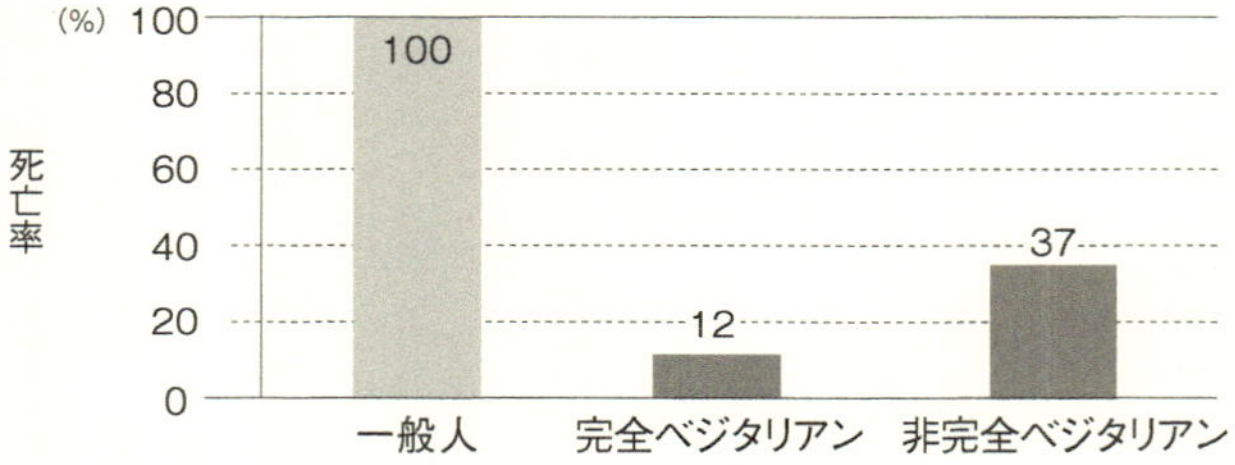

（グラフ1、2、3、5の出典：『ぼくが肉を食べないわけ《新版》』ピーター・コックス著　築地書館）

「神の最初の計画では、人間も動物もベジタリアンだった」（『創世記』一章二九節）

そして、レオナルド・ダ・ビンチから、歌手のジョン・レノンやマドンナ、俳優のトム・クルーズまで、国際的な著名人でベジタリアンは、非常に多いのです。

実は、ベジタリアンには、四つのランクがあります。

一番ゆるいのがD：セミ・ベジタリアン（肉は食べないが、魚は食べる）。その次がC：ラクト・オボ・ベジタリアン（肉は食べない。乳製品・卵は摂る）。その上にB：「ラクト・ベジタリアン」（乳製品は食べる）と、「オボ・ベジタリアン」（卵は食べる）。もっとも厳格なのが、A：ビーガン（動物性食品は一切口にしない）。

[グラフ2]　糖尿病による死亡と肉食頻度との関係

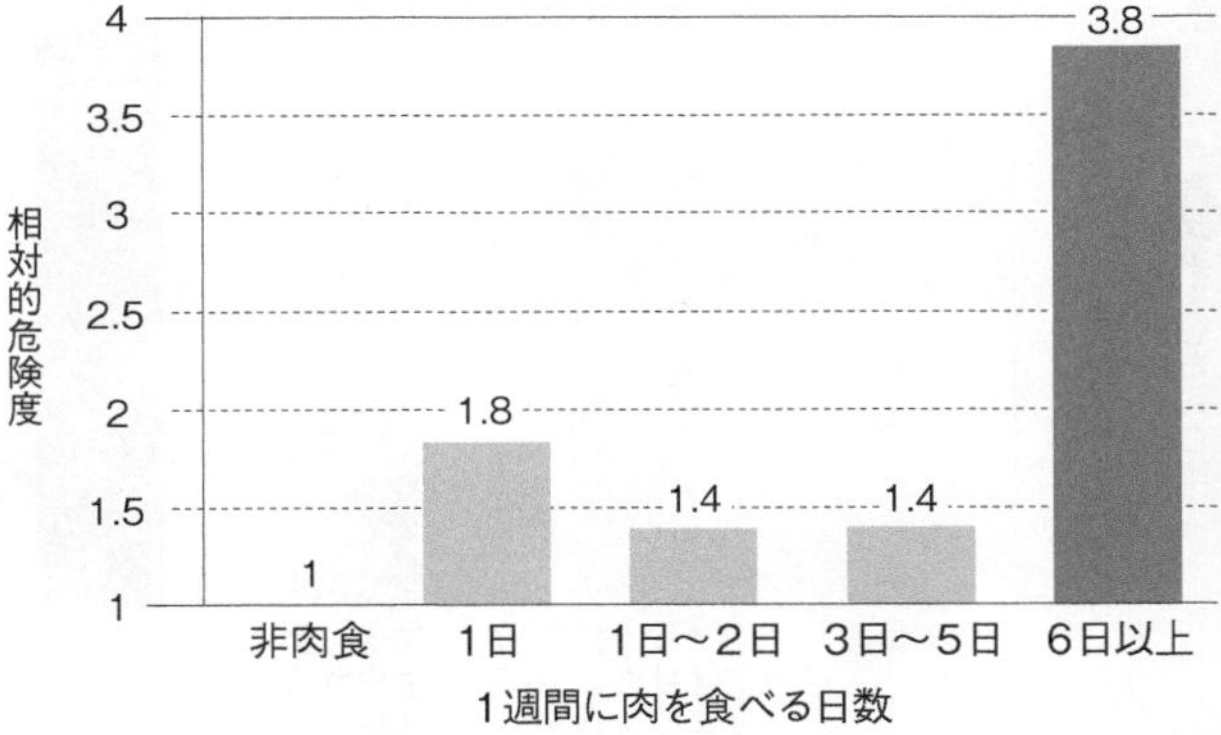

グラフ1は、普通のアメリカ人の心臓病死亡率を一〇〇%としたとき、SDAのC：ラクト・オボ・ベジタリアンと、A：ビーガン・ベジタリアンを比較したものです。

完全ベジタリアン（ビーガン）の心臓病死亡率は、肉食をする米国人の八分の一。卵・乳製品を食べるベジタリアンは三分の一。やはり、完全菜食の方が、心臓病リスクは、はるかに低いのです。

大腸ガン五倍、肉は発ガン食品

ちなみに、ベジタリアンと肉食者では、糖尿病死亡率はどうでしょう？

グラフ2は、その比較です。非肉食者を一とした場合、週に六日以上、肉を食べる肉好きの糖尿病の死亡率は、グンと撥《は》ねあがって

［グラフ3］　大腸ガンによる死亡 —— 西洋対東洋

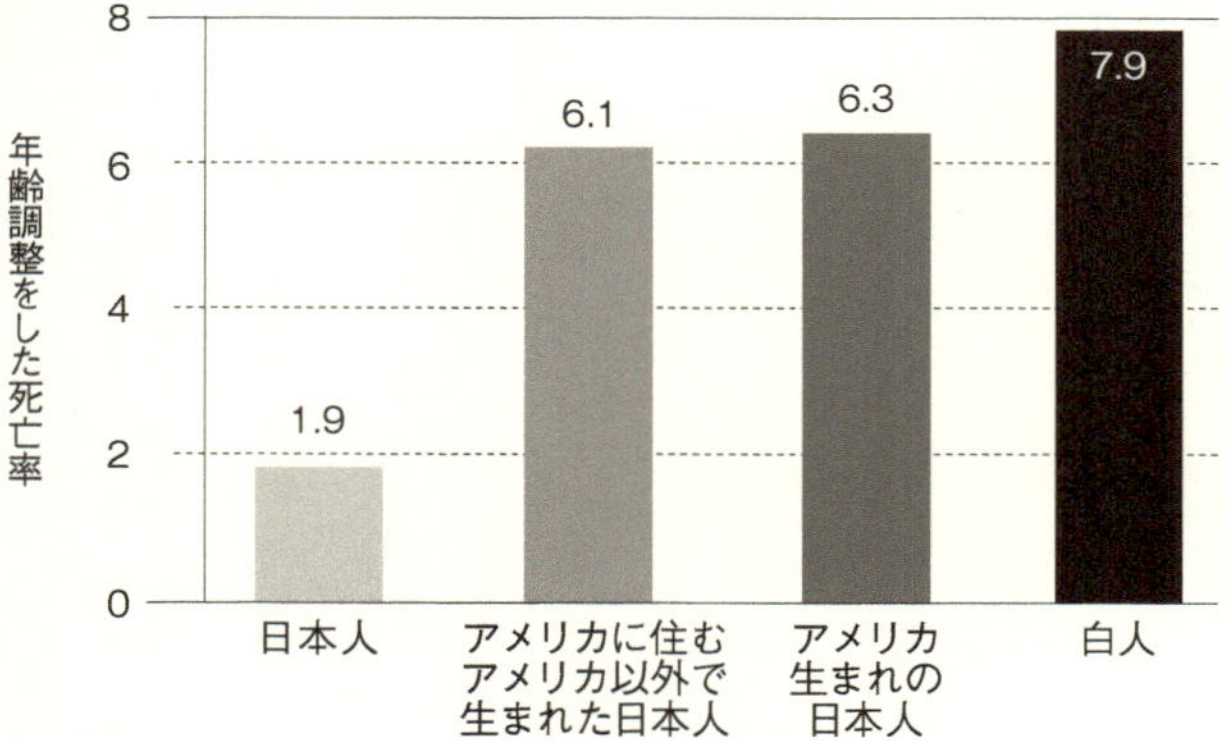

三・八倍にもたっしています。ほぼ、毎日、肉を食べる人は、糖尿病死亡のリスクが急増するのです。

では——。大腸ガンの死亡リスクを見てみましょう。

グラフ3は日本人とアメリカ生まれの日本人等と白人を比較したもの。あまり肉を口にしない和食の日本人に比べ、肉食が日常的な白人の大腸ガン死亡率は、ちょうど四倍です。同様に、アメリカで暮らす日系三世は大腸ガンが五倍に激増する、という報告もあります（グラフ4）。

肉好きは、ベジタリアンの四～五倍、大腸ガンで死亡することは、まちがいない。

これらショッキングな事実の元凶が肉食を中心とした食生活なのです。

■アメリカ移民の日系三世は大腸ガンが5倍に激増

［グラフ4］　日本人移民のガンの変化（大腸ガン）

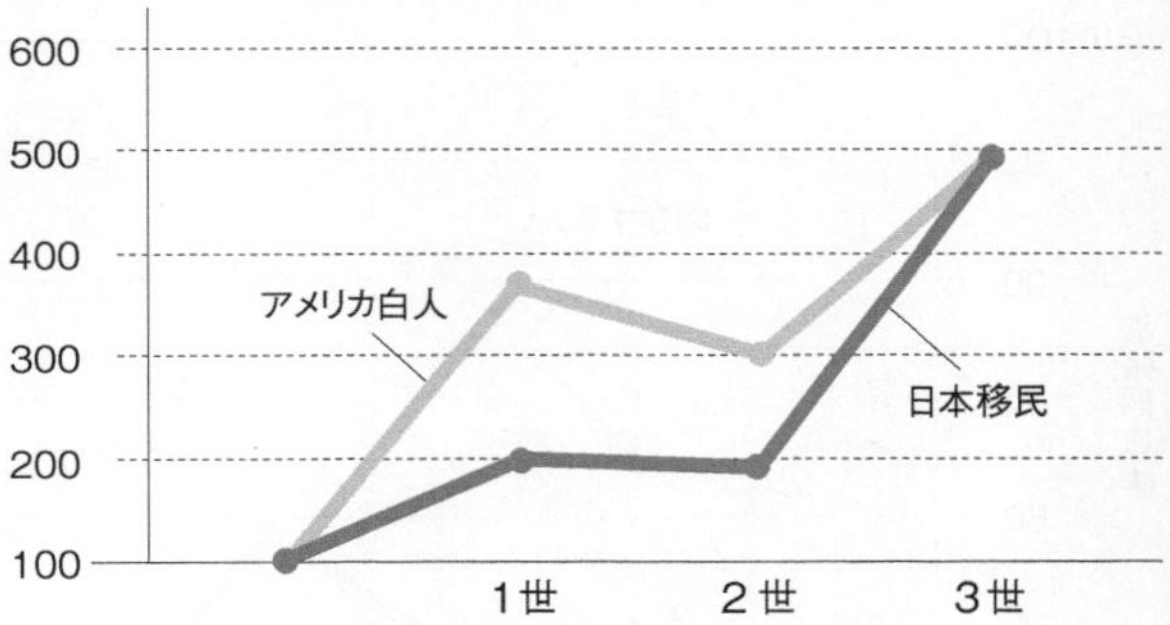

（出典：『いまの食生活では早死にする』リュウブックス）

「腐る」という漢字が全てを語ります。「府」（消化器）の中に「肉」が入ると「腐る」のです。つまり、腸の中で肉をエサに悪玉菌が大繁殖して、腸内を腐らせ、発ガン物質を大量に生産する。それが腸壁を刺激して大腸ガンをつくり、さらに血中に吸収されて、全身を巡り発ガン原因になります。これが、肉は発ガン食品であることの、明白な理由です。

メディアも教育（狂育）も口封じ

ライマン氏が指摘するように、このように肉食の害にまつわる情報は、巧妙にメディアから伏せられています。一つは食肉産業の圧力です。さらに、その上に君臨する「石油王」財閥などによる隠然たる教育とマスコミ

■肉食者は年とるほど高血圧に、菜食者は低くなる

［グラフ5］　肉食する人と比較したベジタリアンの血圧

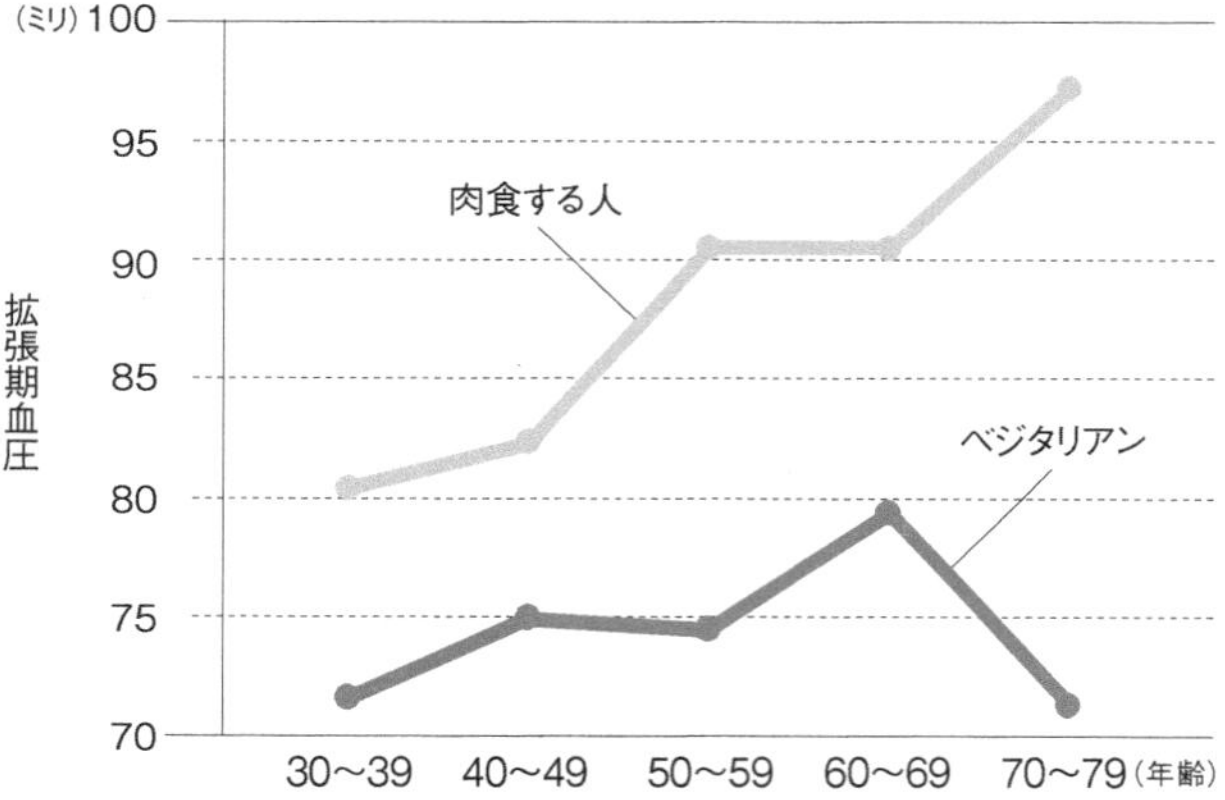

支配があります。

〝かれら〟は、世界の通信社の九割以上を掌握しています。つまり、世界メディアは、超巨大勢力に、完全支配されているのです。また、〝かれら〟は国家をしのぐ強大な権力を保持しているため、教育ですら完全コントロール下に置いているのです。

さて、肉食の害の話を続けましょう。血圧にも肉食者とベジタリアンでは、決定的な差が生じています。グラフ5では肉食者は、歳をとるほど高血圧になるのに、ベジタリアンは逆に血圧は低くなっています。これは、菜食主義者は、高齢になっても血管が柔らかいことの証しです。つまり、脳梗塞

や脳出血などとは無縁の老後が送れる、ということです。

ファスティング×菜食主義はベストマッチ

歯、唾液、消化器の長さ

「人間も雑食動物で、古来、肉も食べていた」

という、主張もあります。つまり、肉食には問題はない、というわけです。

これに対してライマン氏は、三つの理由をあげて反論します。

まずは、一番目。人間の歯の形と、配列です。臼歯：門歯：犬歯の数の比率は五：二：一です。犬歯が八分の一だから、全体量の八分の一は、肉や動物性食品を食べていい、という発想があります。しかし、ライマン氏は、それは違う、という。

「我々が犬歯と呼ぶ歯は、長い間、使い慣れて来た名前にすぎない。名前は同じでも、犬や虎の歯は、長く、鋭く、槍《やり》のように尖っている。私の言うことが信じられないなら、あなたの〝犬歯〟を試してみるといい。ヘラ鹿の生肉にかぶりつくことをお勧めする。やってみたが、文字どおり歯がたたない」

二番目に、ライマン氏は、唾液の酸・アルカリ性の違いを指摘する。虎、ライオンなど肉食獣の唾液は、肉を溶かすため酸性です。しかし、ヒトの唾液はアルカリ性。それは、穀物を溶かすためです。

三番目に、彼は体長に比較した消化器系の長さを比較する。ヒトは肉食獣の四倍も、消化器が長い。それは、穀物、野菜などをゆっくり消化吸収するため。肉食獣の消化器が短いのは、栄養分を摂取したら、速やかに体外に排泄して、その肉の〝毒〟を避けるためです。肉食獣の四倍も長い消化器系に、肉が滞留したら、腸内で腐敗して、毒素が発生し、その〝毒〟で、大腸ガンや様々な病気が引き起こされるのは、すでに述べたとおりです。

「知らぬが仏」の意味は

ここまで、肉食の害を説いたのには理由があります。

それは、ファスティングだけでは、あなたの健康と命の管理には不十分だからです。

もうひとつの元凶、動物性食品の害を忘れた健康法は無意味です。しかし、個人の嗜好というものは、なかなか変えられないものです。わかっちゃいるけど、やめられない。そういう歌がかつて流行りました。まさに、頭でわかっても、体がいうことを聞かない。そんなところでしょう。しかし、「知らぬが仏」という諺もあります。これは、古来、仏教用語で「何も知らなければ平安の心で生きられる」というのが元の意味でした。しかし、現代の意味は、ちがいます。「知らないうちに、ホトケにされる」という意味なのですね。

だから、これまでにあげたグラフ1〜5を、よくよく見て、日頃の食生活を反省してください。

ファスティング×菜食主義……こそ、ベストマッチ！　理想的です。

できることから、少しずつでも、チャレンジしてみてはいかがでしょう？

ハワード・ライマン氏に並ぶ、世界的なベジタリアン・リーダーにピーター・コックス氏がいます。その著書『ぼくが肉を食べないわけ《新版》』（築地書館）は必読です。

よく、ベジタリアン食をすすめると「鳥のエサみたいなもん、食えないよ」と肩をすくめられる。しかし、コックス氏は「ベジタリアン食こそ栄養満点」と胸を張ります。

「一晩、豆を水につけておいて、翌日に煮るだけ。それだけで、肉よりはるかに安全で、美味しい料理が楽しめる」。彼の著書の後半は、ベジタリアン料理のレシピが満載。読むだけでも美味しい料理のイメージが湧いてきます。

す。

「食事」は「手術」に勝る！

『フォークス・オーバー・ナイブズ』という本が全米でベストセラーになっています。映画『アバター』などで知られる映画監督ジェームズ・キャメロン氏も絶賛しています。タイトルの意味は「食事（フォーク）は手術（ナイフ）に勝る」。

その巻頭に、医聖ヒポクラテスの箴言《しんげん》が、掲げられています。

「食べ物で病気を治せるなら、薬は、調剤師の壺の中にしまっておきなさい」

同書は「ほとんどの病気は食事が原因で起きる」と指摘。その治し方も食事の改善でできる……と断言しています。

「心臓病は動脈にできるプラーク（アテローム）が原因」「脳梗塞は脳への血管を詰まらせるプラークが原因」「糖尿病対策は、植物食品で細胞から脂肪を排出すること」「アルツハイマー病の発症リスクを植物（プラント）ベース食品はぐんと下げる」「ＥＤの予防は副作用のまったくない植物ベース食品で！」（同書）

週一日の菜食からスタート

「肉についてのグッドニュースは、まったく聞こえてこない」とライマン氏は苦笑混じり。マスコミや教育を真実だと思っているかぎり、肉食の害に人々が気づくことは、ほとんどない。重ねていうが、それらは〝見えない勢力〟に完全支配されている。

「我々は、これまで真実に気づかないように目隠しされてきたのだ」（ライマン氏）

ヒューマンな彼は、優しく、語り掛ける。

「あなたが、若くて、スリムな肉食者だとする。身体は何の健康問題も抱えていない。今、ベジタリアン・ダイエットに変えてみると、そんなに難しくなかった……と感じるはずだ。それは、あなた自身の未来への投資だ。まず動脈硬化を防ぐ。心臓発作などで道路に倒れるような悲劇を未然に防ぐのだ。さらに、動脈に堆積《たいせき》したコレステロールを取り除き、元に戻していくのだ。動脈への沈着は、あなたが知らないうちに、すでに始まっている……」

ライマン氏は、すぐに肉を食べるのをやめろ、と言っているのではない。

「あなたは週に一回のベジタリアン・デイから、始めればいいだろう。それを週七日にするよう、努めればいい」「それは、あなたが思っているほど、むずかしくも、なんともない。今すぐ、あるいは一晩で、ほんの一歩でベジタリアンや〝ビーガン〟になることができるのだ」

まずは、気楽に週末ベジタリアンから始めるのも手でしょう。

体調が、オッと思うほどよくなるのを実感するはずです。すると、これは毎日もアリだな……となるかもしれません。私は八割主義のベジタリアンです。ガチガチに考えず、親しい友人たちと食卓を囲むときは、肉類にほんの少し箸を付けることもあります。

尊敬する沖正弘導師が「肉食は邪食だ。しかし、時にわしも焼き肉を食う。食事には栄養の他、親交を深める一面もあるからだ」と、書かれているのを読んで、ナルホドと思ったのです。

まずは、今日も晴れ……ときどきベジタリアン……くらいの軽い気持ちで、菜食を味わい、楽しんでみてはいかがでしょう?

われら日本の誇り「和食の底力」!

和食を絶賛したアメリカ政府

「人類が到達した理想食、それは『和食』である」

アメリカ政府・公式報告書も絶賛する日本伝統食の「底力」です。

一九七七年に発表された「米上院栄養問題特別委員会リポート」は、五〇〇〇ページに及び、人類が行った栄養と健康問題に関する史上空前リポートといわれます。

この国家規模の調査を指揮したのが、当時のジョージ・マクガバン上院議員。そこで、この報告書は、彼の名を冠して「マクガバン報告」（略称：M報告）と呼ばれます。この国家プロジェクト調査は、まさに超大国アメリカの国威をかけたものでした。その目論見《もくろみ》は、先進国アメリカの食生活と健康状態を世界に誇示する……つもりだったのですが……。

その調査結果は惨澹《さんたん》たるものでした。

「われわれは、まったく馬鹿だった。なにも見えていなかった……」

委員会の一人、ケネディ議員の悲痛な独白に、すべてがこめられています。

マクガバン報告の反省と嘆き

五〇〇〇ページの報告書は、このような後悔と嘆きの言葉で埋め尽くされていたのです。「先進国の食事は、まったく不自然でひどいものになっていた」「そのことに、誰ひとり気づかなかった」「しかも、こんな内容の食事が、先進国に多いガンも心臓病も糖尿病も生んでいた」「われわれは、即刻、食事を改めなければならない」

超大国アメリカの食事は、超最悪だった……。

米国政府は、同報告に驚愕《きょうがく》し、アメリカ国民はパニックに陥った。

「自分たち先進国民は、いい食事をとっている、と思い込んでいたかれらの固定観念を根底から揺るがすリポートだったからだ」

膨大な報告書を読破し、翻訳し、日本に紹介した医療ジャーナリスト、今村光一氏は指摘する。この報告は、まさに現代の栄養問題を論じるときには不可欠の文献です。（邦題：『いまの食生活では早死にする《改定最新版》』経済界）

アメリカ人の食事に代表される「洋食」の特徴を一言で言えば、前述のように〝五高〟食です。それは、**❶高カロリー、❷高たんぱく、❸高脂肪、❹高精白、❺高砂糖**……。これらは、まさに欧米の〝豊かな食〟の誇りであったはずです。ところが、これらが実は欧米先進国に爆発的に増加しているガン、心臓病、糖尿病などの元凶であった――と、M報告は、断定したのです。

先進国は食源病で滅びる

「文明国の食事はまちがっていた」「このままでは先進国は、食源病で滅びる」

同報告は警告しています。

そして、M報告は、一つの結論に到達したのです。

「アメリカは二〇世紀初めの食事にもどれ！」

それは、まさに**❶低カロリー、❷低たんぱく、❸低脂肪、❹低精白、❺低砂糖**の〝五低〟食への回帰です。かんたんにいえば「アメリカ人は食べる量を半分にせよ！」

すると――。

▼ガンは発生も死亡率も二〇％減らせる。▼糖尿病は五〇％減、▼心臓病・血管性疾患は二五％減少できる。

食べる量を半減させ、〝五低〟食にするだけで、これだけアメリカ人の健康状態は回復するのです。そこで、理想食モデルとして委員会が着目したのが「日本の伝統食」だったのです。

最高の食事は日本の伝統食

「人類が到達した最高の食事……それが日本の伝統食である」（M報告）

私たち日本人は、この五〇〇〇ページもの史上空前の報告の結論に、誇りを持つべきです。そして、超大国アメリカの国威を傍らに置いて、日本の伝統食に賛辞を惜しまなかったマクガバン議員を初めとする同報告書編纂《へんさん》者たちの公正さこそ、高く称えられるべきです。

……しかし、残念ながら同報告の後日談は、悲しいものでした。

民主党最強の大統領候補と目されていたマクガバン議員は、その後、選挙で惨敗し政治生命を断たれました。なぜでしょう？　全米の農業・食品団体さらに医療業界が「マクガバンを落とせ！」の大合唱で反対キャンペーンを展開したからです。

「食べる量を半分？　冗談じゃない！」「病人を減らす？　とんでもない！」

こうして、アメリカを愛し、国民の健康を願った真の政治家は歴史の闇に葬られたのです。追放されたのは同報告書も同じ。M報告をめぐる報道もピタリと消え去りました。農業・食料・医療業界は、マスコミの超巨大スポンサーだったからです。

しかし、闇に葬られたかに見えた同報告の余波は、深く静かに世界中に広まっていったのです。

見よ！　健康長寿を約束「和食」の底力

食養治療の驚異的な効能

「世界最高食！」というM報告の「和食」へのオマージュは、さらにユネスコに引き継がれました。二〇一三年一二月、和食がユネスコ無形文化遺産に登録！

その快挙には、「和食」の文化的側面に加えて、健康への優れた一面が配慮されたことは、いうまでもありません。

私は『和食の底力』（花伝社）という一冊をまとめ、その思いを強くしました。日本列島の四季折々の食卓を彩どる「和食」は、健康長寿から、さらには食養治療の面からも、驚異的な効能を秘めていたのです。

以下――。

具体的に見てみましょう。

▼緑茶：番茶のがぶ飲みで胃ガンが八割激減！

緑茶を飲む地域ほど、胃ガンが少ない。胃ガン発生率を全国平均を一〇〇とすると茶所、静岡県、中川根町（現・川根本町）では二〇・八％！（静岡県立大学、小國《おぐに》伊太郎教授）

この地域は「川根茶」特産地として知られ、茶葉も「そのつど、とりかえ」「濃いめに出す」という飲み方。小國教授は「緑茶を飲むほど胃ガンを防ぐ」と結論づけています。緑茶のガンを防ぐ成分として注目されているのが緑茶カテキン（ＥＧＣｇ）。この成分を含む飲み水を三ヵ月マウスに飲ませると、無投与群にくらべて発ガ

ンが三分の一以下に激減しています。これは、ちょうどヒトが緑茶一〇杯飲んだ量に相当します。（徳島文理大学、藤木博太博士）

このように緑茶成分が発ガンを三分の一〜二分の一に抑制する、という報告は内外に数多くあります。

副作用なし！　天然〝抗ガン剤〟

さらに驚嘆すべきは、緑茶カテキン（ＥＧＣｇ）を胃ガン細胞に添加すると一〇時間でガン細胞は全滅する、という事実です。（三重大学、樋廻《ひばさみ》博重教授）

これは、緑茶の劇的な抗ガン作用を実証した世界的大発見といえます。まさに、緑茶は副作用なしの、極めて有効な天然〝抗ガン剤〟だったのです。

ガン患者にこそ、「抗ガン薬」として緑茶を与えるべきなのです。

さらに、これまで判明した緑茶の効能をあげます。

❶抗酸化で万病を予防。❷ＤＮＡ突然変異を防ぐ。❸細胞ガン化を抑制。❹血圧・血糖値を正常に。❺腸内〝善玉菌〟を増やす。❻虫歯・口臭を防ぐ。❼エイズ治療薬ＡＺＴの二〇〜三〇倍の効能。❽肥満体もスリムに。

▼ゴマ：ゴマかけ御飯で乳ガンが四割減！

古代アラビアでは、ゴマ一粒とラクダ一頭を交換した、と譬《たと》えられるほど、ゴマの薬効は優れています。ゴマの驚異的薬効の秘密は、その抗酸化力にあります。ガンをはじめ万病は活性酸素などによる酸化で発生します。ゴマ成分で乳ガンの発生率が約四割減という報告もあります。私は、御飯をいただくときは、必ずスリゴマをたっぷりかけます。女性にもおすすめですね。またゴマ成分は皮膚ガンの発生率を四〇％にまで抑える効果も確認されています。ゴマ成分配合のエサを与えたラットの老化速度は六割も抑制されます。ゴマ好きは、実年齢よりはるかに若く見られることも夢ではない？

さらに驚異なのは悪玉コレステロールを一〇分の一から数十分の一に激減させること。これに対し市販コレステロール低下剤は一～二割しか効果がない。さらに、この薬剤の重大副作用で年間二万人は死亡している、と専門医は警告。コレステロール低下剤を処方されている人は、即刻止めてスリゴマを買いに走ることをおすすめします。

どこに売っているか、って？　一〇〇円ショップの棚にありますよ。

ゴマかけ御飯の他、ゴマだれ、ゴマつゆ、ゴマ味噌ドレッシング……など、〝ゴマ食い〟こそ、超安上がりの超健康法なのです。

ゴマの医学的効能は、とても全てはあげきれません。

特筆すべきものだけでも、以下のとおりです。

❶高脂血症：コレステロール値低下効果。❷心臓病：同上。❸脳卒中：同上。❹高血圧症：降圧作用あり。❺肝臓病：肝機能強化作用を確認。❻皮膚ガン：発ガンを四〇％に抑制。❼乳ガン：発ガンを六〇％に抑える。

▼海苔：海苔の大食いで大腸ガンが八割減！

海苔は、〝海の野菜〟です。大腸ガンの発生率を五分の一に、乳ガンの発生率を八分の三に減らす、という実験報告があります。成分のビタミンCやカロチンなど数多くの薬効成分の働きです。大腸ガンを激減させた量はヒトに換算すると一日一〇グラム（三枚）。緑茶やゴマなども食べる日々であれば二枚で十二分でしょう。パリパリ食べるだけでは能がない。味噌汁やスープなどに入れていただくのが、いちばんかんたんです。

これまでに報告された海苔の医学的効能は、素晴らしいの一言。

❶抗ガン作用。❷動脈硬化の予防。❸心筋梗塞を防ぐ。❹美肌をつくる。❺近視・老眼の回復。❻消化器を丈夫に。❼呼吸器粘膜を強くし風邪に効く。❽悪性貧血に効果。❾骨粗しょう症予防。❿イライラをしずめる。⓫腰痛・肩凝りにカルシウム効果。⓬高血圧に降圧作用あり。⓭二日酔いに肝臓解毒を助ける。

▼味噌：味噌汁で肝ガン三分の一に、乳ガンは半減！

味噌汁は世界に誇る〝スーパースープ〟です。味噌汁を毎日三杯飲むと、肝臓ガンの発生率を三分の一に激減させます。乳ガンの発生率が半減することも立証されています。これは、大豆成分イソフラボンの抗ガン作用とみられます。その他、味噌の医学的効用も数多く報告されています。

❶胃ガン：具沢山ほど激減する。❷心臓病：悪玉コレステロールを下げる。❸下痢症：腸内の異常発酵を改善。❹ぜんそく：里芋入り味噌汁が有効。❺貧血：貝類の味噌汁がおすすめ。

大豆は抗ガン食一位（米国立ガン研）

ここで注目は、味噌原料の大豆の素晴らしさです。

大豆は、豆腐、味噌、醬油、納豆、湯葉、黄な粉、大豆もやし、油揚げ、がんもどき……など「和食」には、欠かせない食材です。米国立ガン研究所は、大豆を抗ガン食品の一位に位置づけています。ちなみに二位、生姜、三位、にんにく、四位、キャベツ……。つまり大豆そのものが、最高レベルの抗ガン食なのです。現に、これら大豆食品を食べる地域ほど大腸ガン、乳ガン、卵巣ガンが少ない。大豆食中心の日本人と肉食中心のフィンランド人の血液中イソフラボノイド濃度を比較すると、日本人は四〇倍も高い。この物質は大豆加工品由来で、体内ホルモンバランスを調整し、発ガンを防ぐ作用があることが確認されています。日本人の前立腺ガン発生率は、フィンランドに比べて五分の一、乳ガン・卵巣ガンも各々二分の一です。

その他の豆製品にも似た作用が確認されています。「大豆は〝畑の肉〟」とは古くからの諺。まさに「肉を食うより豆を食え！」ですね。

——いかがです！　驚異の「和食の底力」にビックリでしょう。日本人に生まれてよかった。先祖の智慧と恵みに感謝です。

理想の和食×ファスティングで、長寿ライフを大いに楽しみましょう！

第7章

医学、栄養学の〝不都合〟な真実

医療九割が消えれば人類は健康に

病院で二人に一人が殺される

「現代医学の神は、〝死神〟であり、病院は〝死の教会〟である」

この衝撃的告発の主はロバート・メンデルソン博士。彼は、民衆のための医師として、アメリカ国民の尊敬を集めた医学者。その温和な彼が、これほど厳しい言葉で医療を批判しているのです。

告発には、根拠があります。その最たる証拠が、病院がストをしたら、病人が激減する、という事実です。

たとえば、一九七〇年代、イスラエル全土で、医師と看護師がストライキに突入しました。すると、奇妙な〝副作用〟が起こったのです。ストに入った直後から、同国の国民死亡率が半減した。ストは約一ヵ月続きました。ベアを勝ち取った医師、看護師たちが、病院で医療を再開したら死亡率は、また元に戻ったのです。（エルサレム埋葬協会調べ）

メンデルソン博士は、きっぱり言います。

「病院はストを続けるべきだ。それも永遠に……」

病院ストで死亡率が半減した。ということは、病院で同国の死亡者の二人に一人が〝殺されていた〟ということです。

これを全世界に当てはめると……驚愕し、目眩《めまい》すらおぼえます。

つまり、世界中の死亡者の二人に一人は「病院で殺されている」……という結論に到達するのです。

三六兆円医療費は不要だ

それを証明するデータもあります。二〇〇四年、アメリカ人の死亡原因の一位は〝病院（医療行為が原因の疾患など）〟で七八万人。二位の心臓病七〇万人を大きく引き離しています。

死因のトップが〝医療〟なのです。なんという恐ろしい皮肉でしょう。

メンデルソン博士は、断言します。

「現代医療で評価できるのは一割の緊急救命医療のみ。残り九割は慢性病には全く無力。治癒するどころか悪化させ、死なせている」

その理由は、明白です。現代医療の中心を占める薬物療法、手術療法なども人体に備わった自然治癒力を殺《そ》ぐ、対症療法でしかないからです。病気の治癒反応を阻害する〝治療〟を行えば、病気は治らず、悪化する。それは、子どもでもわかります。そんな、生命原理に反した治療が、今日も、病院で行われています。生命に反する〝処置〟なのだから、患者が次々に〝死ぬ〟のも当然です。

メンデルソン博士は、こう断言します。

「地上から九割の医療が消えて無くなれば、人類はまちがいなく健康になれる。それは、私の信念である……」（『医者が患者をだますとき』弓場隆訳、ＰＨＰ文庫、参照）

医療の九割が消えたほうが、現代人は健康になれる！

あなたは衝撃で声もないはずです。しかし、それは真実なのです。このような医療機関が地上から消え失せれば、人々が健康、長寿で幸せに天命を全うできるのです。

日本国民の医療費は、年間約四〇兆円だそうです。なら、三六兆円は、まさに患者を〝治す〟どころか、〝病気〟にするか〝殺す〟ための医療費です。

これは、まさに現代医療、最大の不都合な真実といえます。

〝近代医学の父〟の致命的な過ち

現代医学のルーツはどこ?

なぜ、現代医療は、これほどまちがってきたのでしょう?

私たちは学校で習ったことを真実と信じてきました。

だから、一生懸命、テストの前に教科書を暗記したのです。そして、一点でも多く取れれば、ヤッタァーと、少しばかり得意になりました。テストの点が高い。それは、教科書をどれだけ覚えたか、を現します。つまり、成績のよい人は、それだけ教科書をよく暗記した人だったのです。そういう人を秀才と呼び、そんな人はいい大学に進学し、さらにいい成績の人は、大学で教授になり、後進を教え育てました。

とくに医学部は競争率も高く難関で、とりわけ狭き門です。その頂点に君臨するのが、東大医学部です。そこに入学するということは、並み大抵の〝暗記力〟ではムリです。その針の目を通すような超難関中の難関をくぐり抜けた学生は、まさに受験戦争の勝利者として、仰ぎ見られたのです。その東大医学部の教授が宣《のたま》うことは、まさに、〝神の声〟に等しいものです。少なくとも、庶民大衆は、〝かれら〟を仰ぎ見ています。

では、その東大医学部を始めとする日本の医学者は、いったい、何を学んでいるのでしょうか？　それは、現代医学です。いわゆる西洋医学。では、そのルーツは何処にあるのでしょう？

〝近代医学の父〟ウィルヒョウ

それは近代のドイツ医学に端を発します。

その近代ドイツ医学界の頂点に君臨したのが、ルドルフ・ウィルヒョウです。

彼こそが〝近代医学の父〟として、今もなお、その名を称えられています。彼は、実に好戦的で功名心にも溢れていました。さらに、多才を極め、医師の他、政界にも進出。論争好きの彼は、かの鉄血宰相としてヨーロッパ中で恐れられたビスマルクにも敢然と論争を挑んだほどです。それが、国民的な人気を集め、野党党首としても終生、ビスマルクの政敵として存在を示したのです。さらに、人類学にも造詣《ぞうけい》が深く、論文を発表。まさに八面六臂《はちめんろっぴ》の活躍ぶり。その人気と影響力は絶大でドイツ医学界で、まさに神のような存在に上り詰めたのです。

当時、欧州では生命論について、二つの学説が激しく対立していました。

その一つが「生気論《せいき》」（バイタリズム）です。それは、生命とは、物理学や化学では説明不能な力がつかさどっている、と見なす考え方です。それは「精氣」または「霊氣」と呼ばれました。医聖として世界中の医師たちから尊崇《そんすう》を集めたヒポクラテスは「生気論」の立場に立っていました。

「生気論」VS.「機械論」で、機械論が勝利

モノに治る力など無い！

これに対するもう一つの生命論が「機械論」（メカニズム）です。

それは、生命も物体にすぎず、その現象は物理化学で解明可能だ、という考え方です。さらに、生命は物質つまりモノに過ぎず、モノに自然に治る力など存在しない、と断定したのです。ウィルヒョウは、まさに「機械論」者の急先鋒でした。彼は、自然治癒力を否定し、こう宣言したのです。

「病気を治すのは、医者であり、医薬であり、医術だ」

さらに、「生気論」者には、こう論争を挑みました。

「物理化学で説明できない『生気』などが存在するなら、科学的に証明してみせよ」

これには「生気論」者が、返答に窮《きゅう》するのは当然です。「科学で証明できない現象がある」という主張に「それを、科学で証明しろ」と迫ったのですから。まさに無理難題。議論好きで底意地の悪いウィルヒョウの性格をうかがわせます。

そして、「生気論」者が返答に窮したのを見て、それ見たことか！と「生気論は非科学的な迷信に過ぎない！」と高らかに勝利宣言をしたのです。

当時、ドイツ医学界では、神のごとき絶対権力を掌握していたウィルヒョウに反駁《はんばく》できる勇気ある研究者など皆無でした。

こうして、ドイツだけでなく、欧州の生物学、医学界は、古来の「生気論」を一蹴《いっしゅう》して、「機械論」一色に染まったのです。

現代医療の腐敗のルーツ

この医学界における「機械論」の圧倒的な勝利を拍手で迎えた勢力があります。

当時、台頭していた石油王などの国際的な医療独占を狙う巨大財閥です。こうして、世界の医療権力は、薬物療法（アロパシー）により、国家権力、石油権力と結託し、三位一体の支配構造を完成させたのです。

その医療独占体制は、連綿として、約二世紀を経た現在まで連なっています。

現代医学は、こうして源流をさかのぼると〝近代医学の父〟ウィルヒョウに辿《たど》り着くのです。そして、今もその本質は、まったく変わっていません。

現代医療の矛盾、欺瞞《ぎまん》、崩壊のルーツは、まさにウィルヒョウに帰するのです。

この〝近代医学の父〟は、「生気論」を排撃する時点で、致命的な過ちを犯しています。それは、「生気論」を攻撃する余りに、自然治癒力の存在を否定したことです。

これまで説明したように、自然治癒力とはホメオスタシス（生体恒常性）の現れです。そして、ホメオスタシスこそ、生命の根本原理です。その生命の神秘は、人智を遥《はる》かに超えています。

生命原理、自然治癒力を否定した過ち

一〇〇〇兆円の現代医療が大崩壊……

その生命の絶対的真理を、〝近代医学の父〟は否定する——という過ちを犯したのです。

私は、現在の大学医学部で、自然治癒力の講座が一時間もない、と知って絶句しま

した。さらに、現代医学のバイブルともいえる『医学大辞典』（南山堂）を開いて「自然治癒力」の項目が削除されていることに驚愕したのです。さらに「治癒」と引いても、項目がない。つまり現代医学は、自然治癒力の存在を認めていない。

「患者が自分の力でほっといても治っちまうなんてことを学校で教えてごらん。医者や薬屋はオマンマの食い上げだ！」と、大笑いした良心的医者もいました。

現代医学の医師たちは、口を開けば「エビデンス（証拠）がない」と言います。

おそらく「自然治癒力にはエビデンスがない」と言い逃れするでしょう。

しかし、あなたは台所などで手を切った経験はあるはずです。最初は血が出て痛いけど、いつのまにか傷も消えて、跡形もなくなっています。これが自然治癒力の存在です。

つまり、私たちの存在そのものが、自然治癒力の存在を証明するエビデンスなのです。現代医療は、日本だけでも約四〇兆円もの市場です。世界規模では推計一〇〇〇兆円の巨大市場です。それは、まさに天空に聳《そび》え、空を覆うほどの壮大な城郭です。しかし、その礎石である〝近代医学の父〟ウィルヒョウ理論は……自然治癒力の存在を否定する……という致命的な過ちを犯しています。それは、生命の根本原理です。それを否定した医学理論は、まさに虚構そのものです。つまり、「機械論」という礎石そのものが、虚構なのです。よって、その上に聳える摩天楼をいくら築いても、礎石に巨大亀裂が走っている。それは、まさに砂上の楼閣《ろうかく》にすぎない。

人類二人に一人が病院で殺される

砂上の楼閣は、いつか必ず崩壊します。

わかりやすく例えれば、ボタンのかけ違え。二〇〇年たっても、いまだに、かけ違えたまま……。

だから、現代医学を崩壊させるのは、じつにカンタンです。

礎石の〝近代医学の父〟ウィルヒョウを否定すればよい。すると、その上の一〇〇〇兆円ビジネスも大崩壊するのです。

私も、正直言えば現代医学の大瓦解《だいがかい》は望んでいません。それは、あまりに被害が周囲に及び過ぎる。できたら、ソフト・ランディング（軟着陸）で現代医学が新しい医学に移行していくのが、好ましい。しかし、現代医学は、すでにその芯柱《しんばしら》まで腐り切っています。

ほうっといても自壊しかねない。

さて――。これまでの指摘をまとめます。つまり、現代医学は、自然治癒力という生命原理を否定している。そのため、病気を治すことができず、人類の二人に一人が病院で殺されている……という悲惨な結末に至っているのです。

自然な四流派を弾圧排除

ウィルヒョウら「機械論」者たちは、第二の過ちも犯しています。

それは、一九世紀前半まで、ヨーロッパで薬物療法（アロパシー）と平和共存していた他の四つの医学流派を、徹底弾圧したことです。

それは――。

❶ナチュロパシー（自然療法：食事療法、ファスティングなど）
❷オステオパシー（整体療法：鍼灸、指圧、カイロプラクティックなど）
❸サイコパシー（心理療法：冥想、催眠療法、気功など）
❹ホメオパシー（同種療法：自然治癒力を加速する）

これら治療方法は、すべて薬物療法とは異なり、自然治癒力を助けるものばかりです。ここで医聖ヒポクラテスの箴言《しんげん》を思い出しましょう。

彼は、生来、体内に存在する一〇〇人の名医（自然治癒力）の存在に触れたあと、こう諭している。

「我々医者が行うべきは、これら一〇〇人の名医の手助けにすぎない」

つまり、医師は、「けっして自然治癒力を妨げてはならない」と戒めています。

その戒めは、まさに〝近代医学の父〟ウィルヒョウら「機械論」者にそっくり当てはまります。彼等が行っている〝医療〟の正体は、まさに自然治癒力を殺ぐ〝処置〟でしかありません。

ところが、ウィルヒョウらは、これら四流派を、「生気論」に連なる迷信医療として、徹底的に弾圧、排除したのです。これは、まさに人類が営々と伝承してきた伝統医療の弾圧、抹殺でした。その罪もまた、底無しに深いのです。

彼らは、これら伝統医療を行う人々を、〝医師免許〟を持っていないことを口実に、警察権力を用いて、逮捕し、投獄したのです。病で苦しむ人の病気を防ぎ、治し、助けた人が牢獄に放り込まれる。あなたは、人の命を救った人が、国家権力により逮捕される、などという事実を受け入れられますか？

ガンは無限増殖して患者を殺す⁉

第三の過ち「細胞」原理主義

ウィルヒョウは、さらに三つ目の過ちも犯しています。

それが「細胞は細胞からしか、生まれない」という大原則です。つまり「細胞は細胞分裂のみで生じる」。それは、あたりまえだろう！　だれでも、そう思ってしまいます。なぜなら、学校の生物の時間に、そう習ったからです。しかし、その後の研究で、細胞は細胞のみから生じるという近代医学の〝大原則〟が次々に否定されているのです。たとえば、「細胞内寄生説」。細胞内にあるミトコンドリアなどの組織体が、実は、もともと他の微生物だった……という驚愕事実が一九七〇年代に判明しています。さらに千島・森下学説といわれる理論が、最近、復活台頭してきました。これらは半世紀以上も前に、「血液は骨でなく腸で作られている」（腸管造血）ことや「細胞は相互に変化する」（細胞可逆）を証明しています。そのため、既成学説に反するという理由だけで、学界から抹殺、追放されたのです。なかでも同学説の中で、学界に衝撃を与えたのが「細胞は、それ以外のものからも生じる」（細胞新生）という説です。

既成医学界は、それを「頭がおかしい」と嘲笑、嘲弄《ちようろう》したのです。

しかし、その後、不死の微小生命体（ソマチッド）が、フランスの生理学者ガストン・ネサンによって発見されています（二九八ページ参照）。それらこそ離合集散して、生命の源を構成していると考えられるようになってきました。続けて、森下敬一博士は、太陽エネルギーなどを身体の経絡《けいらく》が吸収し、それらがソマチッドを増殖させ、赤血球を合成する、という「経絡造血理論」を発表しています。以上のような様々な現象の観察、発見により、ウィルヒョウの細胞〝原理主義〟は、根底から揺らいでいるのです。

現代医学の「礎石」は、まさにウィルヒョウ理論そのものです。だから、同理論を揺さぶる激震は、現代医療の根幹そのものへの激震を意味します。

ガン細胞無限増殖論の過ち

ウィルヒョウは第四の過ちも犯しています。

それが「ガン細胞無限増殖論」です。つまり、ガン細胞は、ひとたび体内に発生すると、それは宿主である患者を——殺すまで増殖を続ける——。これが、現代医学の「ガン理論」の根幹となっています。今でも、大学の医学教科書には、そう明記されています。つまり、ウィルヒョウの「ガン細胞無限増殖論」こそ、医学の金字塔であり、絶対律なのです。

だから、現代のガン研究者から専門医まで、「ガン細胞は、いったん生まれたら無限に増殖を繰り返し、患者を殺す」と習ってきました。それを防ぐのは「ただ医者であり、医薬であり、医術のみである」。まさに、傲慢な「機械論」に帰着するのです。

しかし、あなたはおかしいと思いませんか？

最近の測定装置の進化のおかげで、人間の体内には、毎日、赤ん坊からお年寄りまで、約五〇〇〇個ものガン細胞が生まれていることがわかっています。そして、成人なら体内に数百万から数億個のガン細胞が存在するのが当たり前なのです。

ウィルヒョウは「ガン細胞無限増殖論」で、「一個でもガン細胞が生まれたら、それは無限に増殖し、患者を殺す」……と主張した。その後の医学は、現代医学に至るまで、この〝医学の父〟の御託宣にしたがっています。

しかし、人間の体内には一日に、約五〇〇〇個ものガン細胞が生まれている……！

そして、ウィルヒョウは一個でもガン細胞が生じたら「それは無限増殖して患者を殺す」という。ところが、一日、約五〇〇〇個ものガン細胞が生まれていたら人類は百万年前に絶滅していたはずです。しかし、みんな元気で生きている。どうしてでしょう？

決定的なＮＫ細胞発見

その謎を解いたのが一九七〇年代半ば、ナチュラル・キラー細胞（ＮＫ細胞）の発見です。これは体内をパトロールしてガン細胞などを発見すると、直接攻撃し、その細胞内部に三種類の毒性たんぱくを注入して、瞬殺します。他の免疫細胞である白血球にも、ガン細胞を攻撃する能力が確認されています。だから、毎日、約五〇〇〇個のガン細胞が生まれても、人はガンにならず元気で日々を過ごすことができるのです。ちなみに、日本の学者の研究で興味深い実験があります。ガン患者に喜劇を見せて、おおいに笑わせる。すると、このNK細胞は、最大六倍も増加することがわかったのです。つまり、笑うことは、最大のガン治療になることが証明されたのです。NK細胞は人間の精神状態に反応して増減するのです。気分が快適になれば、急増します。反対に気分が落ち込むと急減する。ガンが治るのも、悪くなるのも、気力次第とよく言われます。それは、NK細胞の存在でも証明されたのです。ウィルヒョウの「ガン細胞無限増殖論」は、一五〇年以上も前に発表された理論です。NK細胞の発見は、それから一〇〇年以上もたってからです。むろん、ウィルヒョウはNK細胞の存在どころか、ガンと戦う免疫細胞の存在すら知りません。

NK細胞理論と、ガン細胞無限増殖論……いずれが、正しいかは、もはや小学生ですらわかるでしょう。

礎石に亀裂、医療の大崩壊

しかし、ウィルヒョウに連なる現代医学界のガン専門医たちは、いまだに根底から誤ったウィルヒョウ説を盲信、追従しています。

そうして、日々、大量のガン患者たちを〝治せず〟に、大量に〝死なせて〟いるのです。――以上が、〝医学の父〟ウィルヒョウの犯した四つの大罪です。

つまり、天空に聳える現代医学の巨塔の礎石には、四つの致命的な亀裂が走っているのです。現代医療はもはや大崩壊する道しか残されていません。

〝栄養学の父〟フォイトの二つの過ち

フォイト栄養学の肉食礼賛

ウィルヒョウに並ぶ、もう一人の近代学問の〝父〟がいます。

それが〝近代栄養学の父〟カール・フォン・フォイトです。

やはり、ドイツの学者です。彼は生理学界の重鎮として、ミュンヘン大学に四五年間、君臨しました。そうして、ドイツだけでなく欧州全域に、その威光を轟《とどろ》かせたのです。彼は栄養学の分野で偉大な〝功績〟を残したとして、〝栄養学の父〟として今も称えられています。そして、ウィルヒョウ学説が、今も現代医学の教科書の中心に鎮座しているごとく、フォイト栄養学もまた、現代栄養学の中枢を独占しているのです。

しかし、フォイト栄養学もウィルヒョウ同様、致命的な過ちを犯しています。ということは、現代栄養学も致命的過ちを犯していることになります。

その第一の間違いとは、なんでしょう？

それは、肉食礼賛の失敗です。フォイトは、優れた栄養源としてたんぱく質を推奨しています。しかし、植物たんぱくは「劣等である」と切り捨てています。

「もっとも優れたたんぱくは、動物たんぱくである。なかでも肉は最上である！」

つまり、彼が「たんぱく質をとれ！」というのは「肉を食え！」と言うのと同義だったのです。

メチャクチャ理論が教科書に

さらに、彼は当時のドイツ国民の栄養状態を調べ、成人ひとり当たり一日四八・五グラムのたんぱく質を摂取し、それで十分足りていることを知りながら、一日一一八グラムとれ！　と命じたのです。二倍半近くも増量しています。

なぜ、ここまで彼は肉に執着したのか？　本人が無類の肉好きであったことは、事実でしょう。さらに、これは私の推断ですが、恐らく、このミュンヘン大学の権威は、背後で食肉産業と密接につながっていたはずです。だから、必要もないのに約二・五倍、肉を食え！　とドイツ国民に命じた。それは、そのまま食肉業界の二・五倍の売上増を意味したのです。さて、フォイト栄養学は、三大栄養素の一つ、炭水化物にも言及しています。

こちらは、肉にくらべて、じつにそっけない。「炭水化物は栄養価に乏しいので、できるだけ食べないように」。なんとまあ……。

つまり、フォイト栄養学は、一言でいえばメチャクチャ。それが、〝栄養学の父〟に祀《まつ》り上げられて、その理論が、近代を超えて現代の栄養学教科書の根幹に居座っている。つまりは、現代栄養学もまたメチャクチャなのです。

「動物たんぱくは最悪発ガン物質」の衝撃

大腸ガン四〜五倍、乳ガン五倍

フォイト栄養学の致命的ミスは、その後の研究で次々に指摘されています。

まず、マクガバン報告（前出）。肉食者の大腸ガン死亡率が五倍にたっすることを立証しています。またキリスト教派の一つSDA（セブンス・デー・アドベンチスト）の食事と疾患に関する調査で、やはり肉食はちょうど四倍ガンを多発させることが証明されたのです。ちなみに、この調査では肉食者は心臓病死八倍、糖尿病死三・八倍と、惨澹《さんたん》たる結果が出ています。アメリカ男性の心臓病マヒ死亡率は、中国男性の一七倍！　アメリカ女性の乳ガン死亡率は中国女性の五倍。これは、肉を中心とした欧米型食生活の悲惨な末路なのです。これらは「チャイナ・プロジェクト」と呼ばれる米中両国の栄養比較調査で判明した衝撃事実です。さらに決定的なのは、動物たんぱく質こそ史上最悪の発ガン物質であった……という驚愕事実。それを解明したのは同プロジェクト・リーダーのコリン・キャンベル博士（コーネル大教授）。

「動物たんぱくを二倍にしただけで、発ガン率は一一倍に激増した」（『チャイナ・スタディ』）

その他、肉食は百害あって一利もないことは、様々な研究で立証されています。

こうして、フォイト栄養学の肉食礼賛は、決定的な過ちであることが立証されたのです。

釜で燃やしたカロリー理論

フォイトはもう一つの大罪を犯しています。

それは、カロリー理論の誤謬《ごびゅう》です。現在でも栄養といえばカロリーというほど、定着しています。それもそのはず、カロリー理論こそ、フォイト栄養学の骨子だからです。

少食や断食を説くと、相手はかならず、びっくりします。

「そんなことしたら、栄養失調で死んじゃうヨ！」

なぜ、驚き、怯《おび》えるか。それは、頭の中にフォイト栄養学のカロリー理論がすりこまれているからです。その理論を簡単に説明すると、成人は一日あたり約二四〇〇キロカロリーが必要で、ただ寝ているだけでも一二〇〇キロカロリー前後とるべき、という。これを「基礎代謝量」といいます。これ以下だと、次第に、やせて最後は衰弱死してしまう……。

これが、フォイトのカロリー理論です。

フォイトたちは、人間のエネルギーを食物に求めました。体内で酸素と化合して発熱する。その熱量で生きている。こう判断したのです。そこで、鉄の釜で、一日に摂取する食物を実際に燃やして、そこから発生する熱量（カロリー）が、ヒトを生かし、動かすエネルギーと判定したのです。それがカロリー理論として栄養学の根幹となり、現在まで栄養学テキストの基盤をなしています。

しかし、考えてもみてください。人間は生きている生命体です。いっぽうは、鉄のお釜という物体です。それを、同一視するなど、余りに稚拙《ちせつ》すぎます。まさに、「機械的生命論」の真骨頂です。しかし、ミュンヘン大の権威に、だれも異議を挟めなかった。まさに、これはベルリン大の権威ウィルヒョウにだれ一人逆らえなかったのと同じ構図です。

七〇年以上「不食」「不飲」の人もいる

一日青汁一杯で一九年！

しかし、この栄養学の絶対律と思われたカロリー理論も、その後、相次ぐ発見により、次々に覆《くつがえ》されています。

まず、フォイト栄養学が規定する基礎代謝量よりはるかに少ない熱量で、ピンピン生きている人が大勢、存在することが、その決定的証明です。

私の友人、森美智代さん（五一歳）は、一日青汁一杯で一九年間も生きていることで有名です。その手作り野菜ジュースの熱量は約五〇キロカロリー。フォイト栄養学で定める基礎代謝量一二〇〇キロカロリーの二四分の一！　それで餓死するどころか、ご本人にお会いするとふっくらして、いつもニコニコしておられる。

　フォイトが正しければ、森さんは、とっくの昔に餓死していなければなりません。すると、……いや、彼女は特異体質なのだ……という、反論が返ってきそうです。しかし、現実が理論に合わないとき「現実が間違いだ！」と言ったら、それはもう科学ではありません。理論に合わない事実が存在したら、それは理論が間違っているのです。

　後世の研究者は、その栄養学をこう評しています。

「フォイト栄養学は、医学的、科学的、統計的な検証をいっさい経ていない。強いていうなら、それはフォイトの〝空想〟にすぎない」

　勝手に膨らませた空想は、もはや妄想です。フォイトという個人の妄想が、あろうことか、現代栄養学の根本理論に化けているのです。そして、七〇億の人類の健康を〝管理〟し〝指導〟している……！

　私はただ、唖然としてしまいます。

「不食」でフォイト栄養学崩壊

近年、カロリー理論者を、絶句させる事実が、次々に明らかになっています。

それが、「不食」の人たちの存在です。

「私なんか、青汁一杯ですから、まだまだですよ」

と、森さんが例をあげるのが秋山佳胤《よしたね》弁護士。彼は、食べず、飲まずで六年間も生きているのです。(『食べない人たち』秋山佳胤、森美智代、山田鷹夫　共著　マキノ出版)

それどころか七〇年以上も「不食」「不飲」「不排泄」のヨガ行者すら存在します。自然医学の国際的な権威、森下敬一博士によれば、世界には、少なくともこれら不食者が二〇万人は存在するそうです。

こうなると、もはやフォイト栄養学のカロリー理論は、完全破綻した、といってよいかもしれません。

「カロリーを摂らなくて、どうして生きていけるの？」

あなたは、疑問に思うはずです。しかし、生命には、さらなる〝エネルギー供給メカニズム〟が幾つも存在しているのです。

その詳細は、第9章『いのちの不思議「不食」のひとたち』の項目で解説しましょう。

第8章

いざ実践！あなたも今日からファスティング

心身は新たなステージに達する

「空腹感」は「幸福感」

「食べないから若い」

「食べたから老けた」

これらは、どちらもまちがいありません。長寿遺伝子の発見が、それを決定的に証明しました。

腹六分のネズミが二倍生きた。それは、ほんらい食べるべき量は、満腹量の約半分であることの証明です。長寿遺伝子は、空腹時に発動します。つまり、「空腹感」こそが、生命力の根源だったのです。生命を生み出した大自然（宇宙）は、空腹になるほど生命が躍動するように、プログラミングしてくれているのです。つまりは、生命体は、空腹であることが「常態」なのです。空腹感こそ生命力の源泉といえます。そして、空腹こそが、心身の最高度の調和をもたらすのです。それは、自然治癒力が最高度に働くことを意味します。だから、ファスティングで万病が治るのも、至極当然なのです。

空腹は、さらに至福の精神状態をもたらします。

頭が冴える。怒らない。何にでも感謝。心が落ち着く。

ファスティング体験した人、すべてに共通する感想です。

「精神的、肉体的に、一つ上のステージにたっした感覚です」

こう答えた方もいます。

つまり――「空腹感」は「幸福感」。心身は新たな高みにたっするのです。

「非常識は常識」の時代

人類は、これまで常に満腹を求めてきました。

「人並みに食べたい」

これが、最低限の欲求だったのです。しかし、長寿遺伝子の玄妙な働きは、これらの欲望を根底から覆します。人並みに食べる幸せを求めてきた人たちにとっては、目からウロコどころではありません。天と地がひっくり返るほどの驚きでしょう。

しかし、いまや常識は非常識――非常識は常識――なのです。

「一日三食、しっかり食べなさいッ！」

政府は、こう指導してきました。学校の保健体育の授業の栄養指導もその通りです。地域の保健所も「三食しっかり食べましょう！」。国家の指導は、公務員や公的施設にとっては、〝命令〟と同じです。栄養学の受講は、栄養士にとっては〝義務〟です。ところが、その栄養学の根幹が、なんとあのペテン栄養学者フォイトの個人的〝妄想〟だったのです。天を仰ぐとは、まさに、このことです。

しかし、政界も、学界も、業界も、食糧・医療利権を支配する国際的な超巨大勢力に支配されています。フォイト栄養学も、その〝洗脳〟支配の道具に過ぎないのです。

つまり、医療・食糧を支配する見えざる〝闇の力〟に、人類は〝餌付け〟〝洗脳〟されてきたのです。いまこそ、目覚めるときです。

快楽ホルモンで「空腹」を楽しむ

ファスティングで大切なことが五つあります。

❶幸福感、❷好転反応、❸復食問題、❹持病がある、❺服薬中……。各々大切なポイントなので、解説します。

❶幸福感：私はファスティングを勧めるとき――**空腹感は幸福感**――をキーワードに

します。プラス思考で取り組むか、マイナス思考か、で結果は一八〇度異なってしまうのです。不安や恐怖感をもったままファスティングしては、いけません。

「食べないと、死んじゃうんじゃない？」

そんな、おっかなびっくりでファスティングを始めるのは、おすすめできません。

そんな人は、お腹が減ってくると、それだけでパニックになります。

「食べないと死ぬぅ〜〜！」

その不安や恐怖は、交感神経を緊張させます。すると副腎からアドレナリンという神経ホルモンが分泌されます。これは、不快ホルモンです。別名〝怒りのホルモン〟。毒蛇の三、四倍ともいわれる毒性があります。それが、体内を血流にのって巡るのです。ムカムカ気分が悪くなるのは、当然です。はやくいえばムカつく。すると、血管は収縮し、血圧があがり、脈拍が速まります。さらに血糖値も上昇し呼吸も速まる。頭はカーッとなる。つまり戦闘モードに入るのですね。

これは、本人が空腹を恐怖心で「恐れた」ため、身体は、それを〝攻撃〟と感知して反撃態勢に入ったのです。だから、ムカつく。イラつく。キレる。

英語の諺に——ハングリー・イズ・アングリー（腹が減れば、腹が立つ）——とあります。これは、空腹への恐怖が、怒りをもたらすことを、表しています。

そのかわりに、安心と幸福感で、ファスティングを始めましょう。

ヨガの沖正弘導師の言葉を思い出しましょう。「空腹を楽しめ！」。ここに、最上の秘訣があります。**「空腹感」こそが「幸福感」**なのです。

「お腹が減った。大変だ！」と思う代わりに「お腹が減った。ありがたい！」と思うのです。空腹に感謝する気持ちですね。すると、今度は副交感神経が優位になります。脳内にはエンドルフィンというホルモンが分泌されます。これは、快楽ホルモンです。別名〝脳内麻薬〟ともいわれます。とにかく分泌されると、心身は至福感に満たされます。すると、不快ホルモン、アドレナリンとは、まったく逆の心身の状態になるのです。血管は緩み、血圧はさがり、脈拍はゆっくり打つようになります。血糖値は低下し、呼吸も遅くなります。つまり、心身はゆったりとしたリラックスモードになるのです。すると、ファスティングの空腹感が、えもいわれぬ幸福感として感じられるのです。

❷好転反応：これは、文字通り、ファスティングで身体が良い方向に向かう（好転する）ときに現れる身体反応です。それは断食二〜三日目くらいから現れるようです。具体的には、発熱、頭痛、発疹……など様々な不快症状です。病気を治すはずのファ

スティングで、これら症状が出る。だから、事前に知っておかないと、パニックや不安を引き起こすこともあります。なぜ、少食や断食で、これら不快症状が出るのでしょう?

「万病の原因は〝体毒〟である」

この真理を思い出してください。

身体が新陳代謝で、代謝(排毒)できなかった老廃物は、毒素としてやむを得ず身体の各所に蓄えられています。ファスティングで食物インプットが止まると、身体はようやく脂肪組織や全身細胞などに溜まった毒素の排毒にとりかかります。つまり、各組織、臓器などに溜まっていた毒素が、血中に出てきます。それが、一時的に全身を巡るため、不快症状が現れるのです。そのため血液や体液も一時的に酸性(アシドーシス)に傾きます。これらが不快症状……「好転反応」を引き起こすのです。

食生活が乱れて、肥満気味の人ほど「好転反応」は激しく出ます。それだけ、脂肪組織などに〝体毒〟が大量に溜まっているからです。

しかし、これら「反応」は一時的な現象です。肝臓、腎臓で解毒、排毒が進むので「好転反応」は、じきに治まっていきます。昔ながらの水だけという過酷な「水断食」などでは、その分「好転反応」もきつかったようです。現在は、この反応をゆるやかに抑えるため酵素断食など、必須栄養素を摂りながら行う「マイルド断食」が主流になっています。

❸復食問題：「断食は復食中が一番注意！」これは、断食指導者なら常識です。とりわけ、長い断食を行うと、復食時に薄い重湯を口にしただけで、猛烈な食欲が湧いてきます。しかし、断食明けにガツガツ食べるのは極めて危険です。ファスティングで胃腸は完全に休んでいたわけです。そこに、急に大量の食物を詰め込むと、腸閉塞《へいそく》などの重大事故を起こしかねません。だから、一週間を超える断食は家庭でやってはいけません。専門の施設で、指導者の監督の下に行う。これが鉄則です。一週間以内でも、復食期には、監視指導する人がいることが好ましいのです。

❹持病がある：「持病があるけど、ファスティングして、大丈夫？」

こういう質問をよく受けます。断食・少食は万病を治すのです。だから、持病がある人こそおすすめです。しかし、主治医に相談したら、ほぼ一〇〇％「トンデモナイ！」と激怒するでしょう。「餓死しますよッ！」と脅す医者すらいます。彼らは、誤ったフォイト栄養学のカロリー理論を盲信しています。また、少食・断食が万病を治す……という真実すら、知らない人も多い。だから、主治医に相談は勧められません。ただし、最近は、鶴見医師（前出）のように、ファスティングに極めて理解が深く、治療に取り入れている医師も増えています。そんな専門医に相談することがベストです。また、近年、ファスティング・クリニックなどファスティングの施設が増えています。そこで専門インストラクターに相談し、指導を受けることをおすすめします。自己流は、どうしても危険がともないがちです。

❺服薬中は？：「クスリを飲んでいるけど、ファスティングして、大丈夫でしょうか？」大丈夫です。そういう人こそ、ファスティングによる薬毒の排毒が必要なのです。万病は〝体毒〟が原因です。だから、病因の毒素を排毒しない限り、病気が治るわけがありません。なのに、現代医学の薬物療法は、そこにクスリという〝毒〟を加えているのです。目のくらむような間違いというしかありません。ただし、薬毒デトックスは、慎重さが求められます。そんな人は、体中にクスリの毒素が溜まっています。ファスティングすると、その溜まった毒素がドッと血液中に出てきます。それだけ「好転反応」も重くなるのです。だから、服薬中の人が、長期完全断食を行うことは、おすすめできません。ファスティングに理解のある主治医や医師に相談した上

で、まずは、服用しているクスリを一週間で半分に減らす、次の週にはまた半分……というように、少しずつ減らして、服薬量をソフト・ランディング（軟着陸）で、ゼロにします。この「断薬」を終えたのちに、短期間ファスティングにより、身体に溜まった薬毒を抜くことです。焦らず、「好転反応」を見ながら、少しずつ、デトックスしていきましょう。

さあ！　プラス・イメージで鼻歌まじり

具体的な成功をイメージ

不安と安心。恐怖感と幸福感――。その心の持ち方で、結果は百八十度も異なるのです。交感神経の緊張で、不快ホルモン、アドレナリンが体内を巡る。すると、身体中の臓器がその〝毒〟によって傷みます。これがストレスの本質です。苦悩の正体です。

だから、空腹で心身が弱るのではない。空腹に対する恐怖というストレスで心身は弱るのです。空腹を幸福ととらえる。すると、今度は正反対に、心身は蘇《よみがえ》るのです。

まさに心身一如《しんしんいちによ》――生命とは不思議なものです。

だから一日一食などの少食や、断食に取り組むときは、肯定的な心で始めることです。否定的な感情や、疑念、不安があるときは、始めてはいけません。さらに、断食中でも、不安、恐怖に襲われたら、そこで、ひとまず中断します。そうして、心身の回復を待つのです。

ファスティングを肯定的に行う。その秘訣は、少食や断食で得られるプ、ラ、ス、効、果、をイ、メ、ー、ジ、することです。「空腹感」に襲われたら、

「しめしめ、これで長寿遺伝子がオンになっているな。これで、グンと若返るぞ！」

すると、知らず知らずに笑いが浮かんできます。あるいは「これで持病の××がどんどん治っていく！　ありがたいな」。また「お腹が引き締まり、プロポーション抜群になれるわ！」。不妊に悩む夫婦だったら「これで、待望の赤ちゃんができるぞ！」。年齢が気になる女性なら「肌もきれいに。二〇歳は若返る！」。EDで元気がなかった男性諸兄なら「これでSEXがビンビン強くなる。女に、もてるゾーッ！」

……（笑）。

とにかく、ファスティングには奇跡の効用が一五連発もあるのです（第1章参照）。どれでも、いくつでも、思い描いてニヤニヤしながら、鼻歌まじりで、始めましょう。

始める前──心がまえと準備とやりかた

■目的：まず、どんな人生を送りたいか？

あなたは、どんな人生を送りたいか？　具体的にイメージしてください。

少食生活にシフトするのか？　健康長寿をめざすのか？　あるいは持病を治すことか？　体質改善？　プロポーションを理想型にする？

私は、少食で健康長寿をめざす一日一食をおすすめしています。すでに、タモリさんやビートたけしさん、千葉真一さんなど芸能人、さらには、スポーツ選手や文化人など、著名人の間では、一日一食が広まっています。彼らは、身体と頭が資本なので、それだけ、取り組み方もちがいます。その一日一食のメリットは、第1章を励みにしてください。なお、一日一食がムリだなあ……と思ったらムリすることはありません。

まずは、朝食抜きの〝半断食〟をしましょう。これだけでも、驚くほどの体質改善の効果があります。

また、長年の体調不良や持病に悩んでいる方なら、ある一定期間の断食をおすすめします。一日一食でも、持病は治っていきます。しかし、一定期間の断食なら、速攻で持病は改善することを保証します。世界中にファスティング（少食・断食）の奇跡的効果を証明する論文、報告は数多くあります。

「メスの要らない手術」

フランス医学界では、ファスティングを「メスの要らない手術」として絶賛しています。つまり、外科手術より優れた医療であることを、認めているのです。五〇〇〇年以上の歴史を誇るヨガの教義が「断食は万病を治す」と断じていることを、胸に刻んでください。

ヨガ行法は、体験科学です。おびただしい体験例（臨床例）に基づき、体系化されています。それは、言い換えれば万余の〝人体実験〟によって証明、確立された叡智《えいち》なのです。

ネット検索で探すと便利

最近はファスティングに理解を示し、治療に取り入れている良心的な医師も増えています。そういうドクターなら、少食・断食の効用とメカニズムをしっかり理解しています。だから、安心して相談してください。

そんな、ドクターや指導者を見つけるには、ネットが便利です。「断食クリニック」「ファスティング」「指導者」などのキーワードを入力すれば、全国の専門医、指導者などが検索できます。

糖尿病は指導者の下でユックリユックリ

体は次第に順応する

ファスティングを始めるとき、とりわけ糖尿病の人は、注意が必要です。食べ過ぎで糖尿病になったのです。だから、食べなければ治る。これも当たり前です。ただし、自己流ではなく、専門医や指導者の下でやると安心です。とにかく、ユックリユックリ……と食事の量を減らしていきます。

糖尿病でなくても、食事を一食でも抜くと、空腹で手が震えてくる。そんな人がいます。いわゆる低血糖ショックです。血糖値が急に下がったので、フラフラするのです。そういう人は、すでに糖尿体質になっています。決して無理をしてはいけません。少しずつ、少しずつ、食事量を減らして身体を慣らします。いかなる生命にも順応機能が備わっています。つまり、低カロリー状態に、身体が次第に適応していくのです。

慌てず、焦らずが秘訣です。そのうちに、身体が空腹感に慣れてきたことを実感するはずです。

排毒による「好転反応」

これも慌てることも、焦ることもありません。

ぎゃくに、「好転反応」は体内に蓄えられた毒素が排出されている証し。「オッ、自己浄化が始まった！」と前向きにとらえましょう。

「好転反応」がキツイ人は、野菜や酵素さらにミネラルのジュースを飲みながらやると、楽にできます（二七七ページ参照）。

「復食」こそ注意する

断食は万病を治す妙法です。しかし、慎重な注意も必要です。やり方を誤ると事故が起きることもあります。それは、断食中より断食後に起こります。長期間の断食ほど、慎重な復食が必要です。最大の注意は、食べ過ぎの危険。断食が長期になるほど、復食は慎重に行われなければなりません。理想的な復食期間は、断食期間の二倍と言われています。二〇日間断食なら、四〇日間の復食期間が理想ということになります。

さあ、いよいよファスティング開始！

■準備：とりわけ、三食ガッツリ食べてきた飽食派は、準備期間をおいた方がいいでしょう。半断食、一日一食を始めるときも、まず、三日ほど準備期間をおきましょう。三食を玄米の重湯と梅干し、味噌汁、漬物くらいにします。こうして、空腹に身体を慣らしておくと、楽に少食や断食に移行できます。

なお、断食期間は禁酒が鉄則です。それと、断食指導者は入浴は控えるようにすすめています。これは体力の消耗を避けるためです。

【初級編】

■半断食：これは一日二食。朝食抜きです。ブームになったプチ断食が、これです。

少食健康法で、世界的に有名な甲田光雄医師は、甲田医院（二〇一四年十二月末閉院）に来た患者には、全員に一日二食の半断食を指導して、目覚ましい健康回復の成果を立証しています。その数は数万例にものぼるそうです。一日二食の半断食でも、素晴らしい健康効果があるのです。「それでも目が回る」そういう人は、朝ごはんを半分にするか、リンゴやバナナなどを食べるなど、一週間ほど、身体を慣らしてから一日二食生活にします。

一日一食で、朝も昼も食べない私にとって、朝メシ抜きはあたりまえ。食べると逆に具合が悪くなります。ところが、朝ごはんを抜くだけでも「トンデモナイ！」と首と手を振る人がいるのですね。そういう人は、朝ごはんの代わりにバナナ一本がおすすめです。バナナはカロリー吸収がゆっくりしているので、空腹ショックを和らげてくれます。あるいはリンゴのすりおろしに蜂蜜など。果糖等が血糖値の急激な低下を防いでくれます。または、味噌汁のみにする。味噌はほぼ完全栄養食といってよいほど必須栄養素が豊富です。それにより低血糖ショックも緩和されるでしょう。そして、これらも少しずつ減らせば、一週間か一〇日ほどで、一日二食の半断食が、平気になるはずです。

ただし、ここでも大切なキーワードは「無理せず」「気楽に」「ゆったり」。修行僧ではないのですから。私でも親しい友人との旅行などでは、一緒に朝食を食べたり、三食を共にすることもあります。ここでは親交を大切にしたいのです。そして「食べ過ぎた」「飲み過ぎた」と思ったら、翌日、一日断食したりして〝調節〟しています。

■週末断食：会食や接待、パーティーなどに追われる会社員などは、なかなか一日一食は難しいかもしれません。そんな方におすすめはウィークエンド・ファスティングです。

週に一度、二四時間断食をして、一週間の毒素を出しきる。あのタモリさんが、『笑っていいとも！』の司会をしていた三二年間、続行していたことが最近わかりました。あの若さとスタミナ、頭の冴えと笑いのセンスの根源は、一日一食に加えて、三〇年以上に及ぶ週末断食にあったのです。頭と勘のいい才人には、それだけの理由があったのです。

【中級編】

■一日一食：これは、今や、すごいブームになりつつあります。一日二食よりもさらに理想的な健康状態を保ちたい、と考えるなら一日一食がおすすめです。オン歳七六歳とは、とても見えない俳優の千葉真一さんや六九歳のタモリさん。経済界ならジャパネットたかたの元社長、高田明さん六六歳などなど。見た目も若く、才のある人の多くは、一日一食なのです。身のまわりに食べ物が溢れている現代は、これくらいが長寿遺伝子にスイッチを入れる適量なのかもしれません。

さて——。

一日二食の半断食の人が、急に一日一食にすると、やはり空腹で目が回る人もいるかもしれませんね。そんな人は一日一・五食がおすすめ。お昼に軽くソバなどを食べるとよい。ただし、空腹感こそ長寿遺伝子をスイッチ・オンにする大切な刺激です。だから、——**小腹が空いても、すぐ食うな**——が、若さを保つ鉄則です。

「空腹を楽しめ」というヨガの教えが、ここで生きてきます。

私の周囲の知人、友人たちも、次々に一日一食派になって、全員が、笑顔でこういいます。「身体が、引き締まった」「持病が消えた」そして「アッチが強くなったゾ！」。まさに、ご同慶のいたり。心が澄み切って人生観が変わった……という人も多い。一種の悟りの境地です。「腹四分で神に近づく」というヨガの教えは、正しかったのです。（拙著『やってみました！1日1食』三五館、参照）

【上級編】

■三日断食：だれでも一つや二つは、持病があるものです。ところが水虫から頭痛まで、さらには、ガンまでファスティングで治ってしまうのです。とくに、風邪、腹痛、下痢など消化器系の病気などは、断食で劇的に治ります。ベジタリアンである私は、もともと、肉は食べない。でも、八割主義のベジタリアンなので、友人との食事では肉類に少し箸をつけます。しかし、学生時代の仲間とバーベキューをして、一〇年ぶりくらいに猪の肉を賞味した。すると数日後、両足の親指が腫《は》れて痛い。痛風です。肉を食べると痛風になることを実感しました。そこで、断食で治そうと始めたら、二日目に完全に消えたのです。大抵の病気も三日断食で、快方に向かいます。

（拙著『３日食べなきゃ、７割治る！』三五館、参照）

■七日断食：この期間までは、自宅でできます。ただし、食欲の誘惑に弱い人は、専門の施設で行った方がいいでしょう。私も二〇一五年一月一日からの正月休み、七日間の完全断食をやりました。水とお茶だけの「本断食」です。その結果は、前年の歯科医院での抜歯の麻酔が残っていたのか、右手だけが、なんだか痺《しび》れる感じが少しあり気になっていたのです。しかし断食後は、完全にピタリ消えました。体重を計ると、約六四、五キロが六二キロに落ちていました。しかし、今は回復して六五、六キロ。学生時代の体重に戻っています。

アメリカの自然療法の父と称えられるノーマン・ウォーカー博士は、この七日間断食を積極的に勧めています。とりわけ、飽食に慣れたアメリカ人は、これ以上の断食は危険と戒めています。だから、重病の人は、この七日間断食を、何度かに分けて行えば、治癒とデトックスが進むというのです。これも、無理せずファスティングの効能を得るコツでしょう。

■二週間断食：ファスティング医療の第一人者で、これまで一〇〇〇人以上を指導し、様々な病気を完治させてきた菅野喜敬医師（前出）は「一週間断食では、まだまだ本当の治療効果は出ない。二週間は必要ですね」と言う。しかし、かつて基礎体力のあった日本人と比べて、飽食、美食で体力が落ちている人が多い。熟練した指導者の徹底した管理の下で、行うことをお勧めします。

■二〇日断食：かつては、これが断食療法の標準コース。作家の瀬戸内寂聴さんは二〇歳のとき嫁入りに備えて二〇日断食を行っています。さらに、作家として大成した後も、湾岸戦争やアフガニスタン紛争に抗議してハンストを決行。かえって、これらの断食が驚異的な長命、健康を加速しているようです。二〇日断食も設備と理論と実績のしっかりした断食トレーナーについて行います。

■サプリ断食：断食の「飢餓感」「好転反応」を緩和しながら、行うものです。日本屈指の断食指導者、山田豊文氏（杏林予防医学研究所所長）は、ミネラルを補給しながら行うミネラル・ファスティングで大きな成果をあげています。横綱、白鵬を初め、落合博満さんや横峯さくらさんなど、プロ野球やプロゴルフの一流選手が、栄養と食事指導を仰いでいるのも、その理論の正しさを裏付けます。医学界では、酵素断食で鶴見医師（前出）が、ガンも治す成果をあげておられます。鶴見医師は、手作りの野菜酵素ジュース等をすすめています。酵素飲料やハーブティ、乳酸菌、水素水など、各種サプリメントを補助的に用いるファスティングなら「飢餓感」「好転反応」などを和らげ、楽に断食効果をあげることができます。かつての水だけ飲む「水断食」から、ミネラル、酵素など必須栄養素を補給しながら行うサプリ断食が、広まっていきそうです。

なお、サプリは手作りも可能です。私の考案した飲料など、ご参照ください。（『若返ったゾ！ファスティング』のＰ90～94、参照）

船瀬式

まずは、1日1食にトライ！
朝食ヌキのための「プチ朝食」

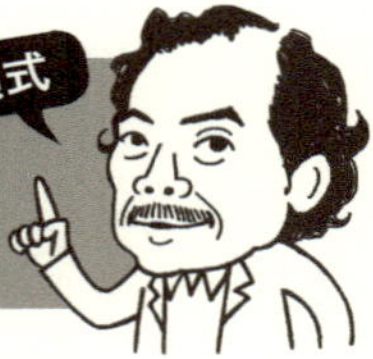

（おすすめメニュー）

おろしリンゴ&ハチミツ

「1日1個のリンゴで医者いらず」という諺もあるように、リンゴは胃腸の働きや血行を良くし、疲れを取り除きます。朝のエネルギー補給に最適です。

バナナ

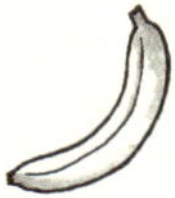

〝ミラクル・フルーツ〟と呼ばれるほど、栄養豊富。すぐにエネルギーに変わり、長時間持続します。スポーツ選手が試合前に食べるのもうなずけます。

具だくさん味噌汁

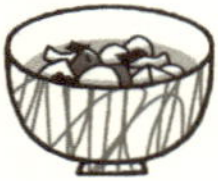

栄養満点で腹持ちも良く、カロリーも低めなので、初心者にはおすすめです。
これを食べれば、朝食ヌキという不安も感じず安心。
（作り方は280ページ参照）

豆乳ヨーグルト

材料：豆乳（できれば成分無調整の有機豆乳。常温）1ℓ、ヨーグルト（市販品の小パック1つ）

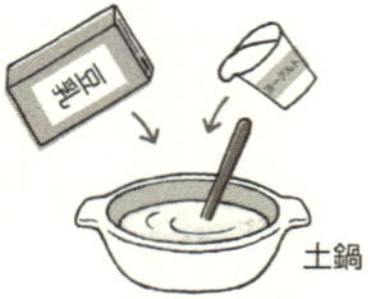

土鍋（または保温性の高い鍋）に豆乳とヨーグルトを入れ、よく混ぜる。

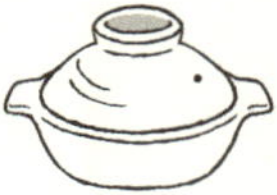

ふたをして火にかけ、約40℃になるまで数分（夏場は1～2分、冬場なら2～3分）加熱する。その後、数時間おき、絹ごし豆腐のように固まったら出来上がり。

（船瀬式ファスティングドリンク）

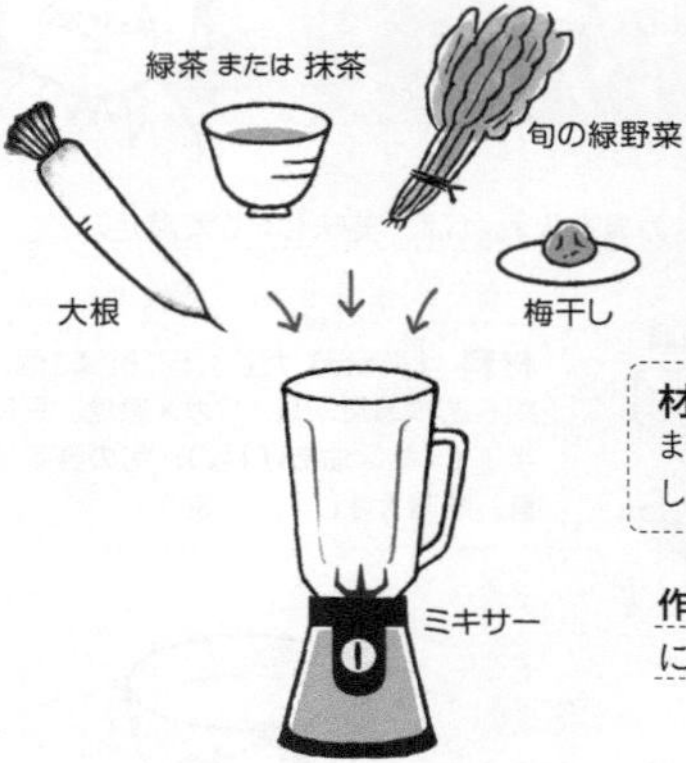

緑野菜のスムージー

緑の野菜と緑茶の香りがさわやかです。

材料：旬の緑野菜ひと握り、緑茶または抹茶 150cc、大根一片、梅干し（種を取る） 1個

作り方：材料をすべてミキサーに入れ、約 30 秒混ぜる。

豆乳ヨーグルトドリンク

前ページの豆乳ヨーグルトに、野菜やきなこ、ごまなどの栄養食品を加えて、さらにパワーUP！

材料：豆乳ヨーグルト 100 g、緑茶または抹茶 100cc、きなこ、すりごま、味噌、旬の野菜各少々、ハチミツ適量、梅干し

作り方：ハチミツ以外の材料をすべてミキサーに入れ、2～3 秒混ぜる。好みでハチミツを入れる。

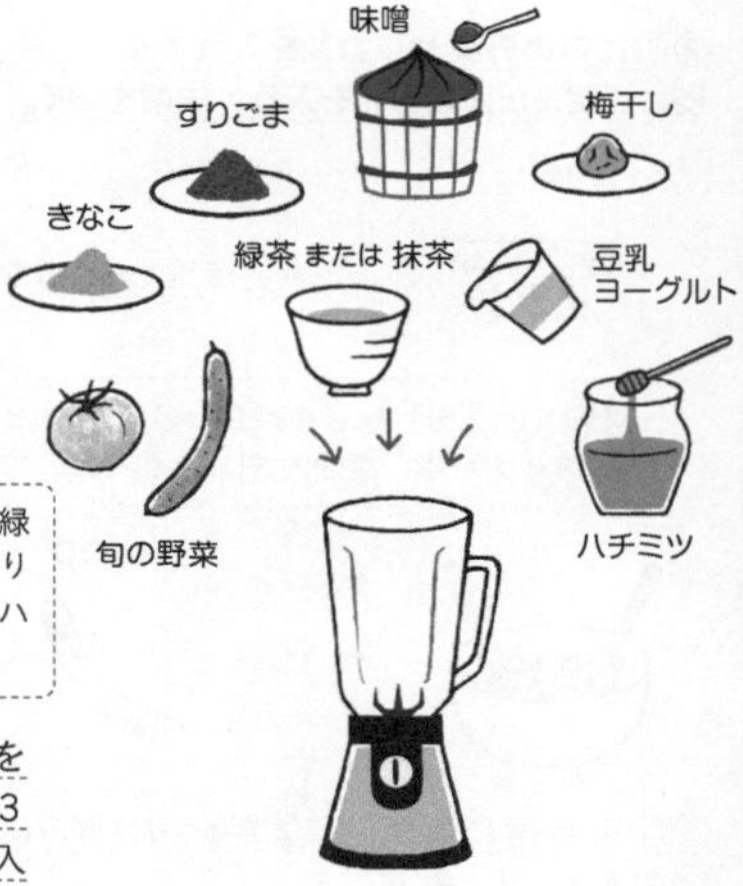

1日1食をサポート！

美味しくて栄養満点の「手作りメニュー」

船瀬式

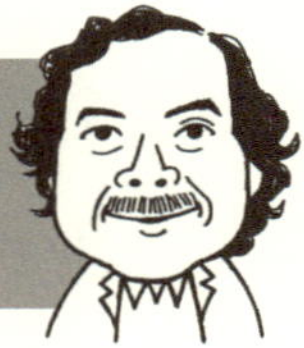

具だくさん味噌汁

好みの具を入れれば、美味しくて大満足。

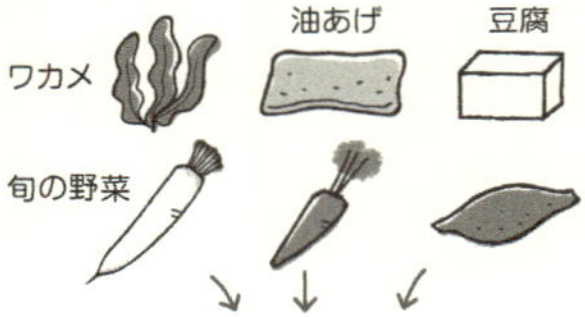

材料：（4人分）だし：干し椎茸3個、刻み昆布適量、具：ワカメ適量、豆腐半丁（または油あげ1枚）、旬の野菜適量、味噌大さじ4、水 800cc

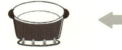

①干し椎茸と刻み昆布は一晩水に浸けてだしをとる。

②①に旬の野菜やワカメを入れて煮て、最後に豆腐または油あげを入れ、味噌を溶く。

春雨海草サラダ

食物繊維たっぷりなので満腹！　しかも低カロリー！

材料：（4人分）緑豆春雨（乾燥）80 g、ヒジキ、細寒天などの海藻 60 g、きゅうり1本、醤油大さじ3、酢 80cc、ごま油小さじ1

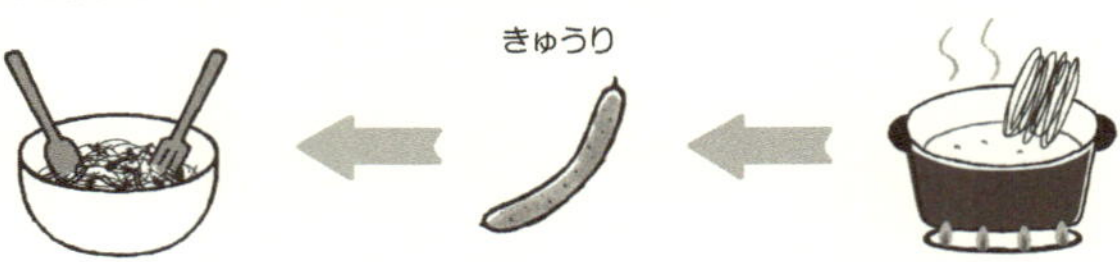

①春雨は約5分ゆでて水にさらし、水気を切り、適当に切る。

②きゅうりは好みに切る。

③①の春雨に海藻、②のきゅうり、醤油、酢、ごま油を混ぜる。

ヒジキと大豆、根菜の煮物

和食の煮物は
大人気定番メニュー。

材料：（4人分）大豆（水煮）150 g、ヒジキ（乾燥）30 g、じゃがいも大1個、人参中1本、昆布5センチ角、醤油大さじ2、酒大さじ1、みりん大さじ2、水 400cc

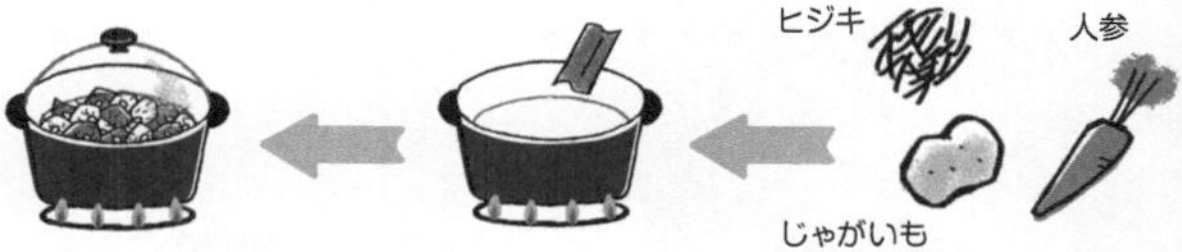

①ヒジキは約 30 分水で戻す。じゃがいも、人参は乱切りにする。

②鍋の水に昆布を入れ、沸騰する前に火を止める。

③②に①の材料と大豆を入れ、醤油、酒、みりんを入れて煮る。

特製おでん

冬だけではなく、時々味わいたい
3種だしのおでん。

材料：（4人分）大根1本、こんにゃく1枚、はんぺん2枚、ちくわ2本、じゃがいも1個、ゆで卵4個、ひねり昆布4個、干し椎茸2個、かつお節 30 g、醤油、みりん、酒各適量、水 1600cc

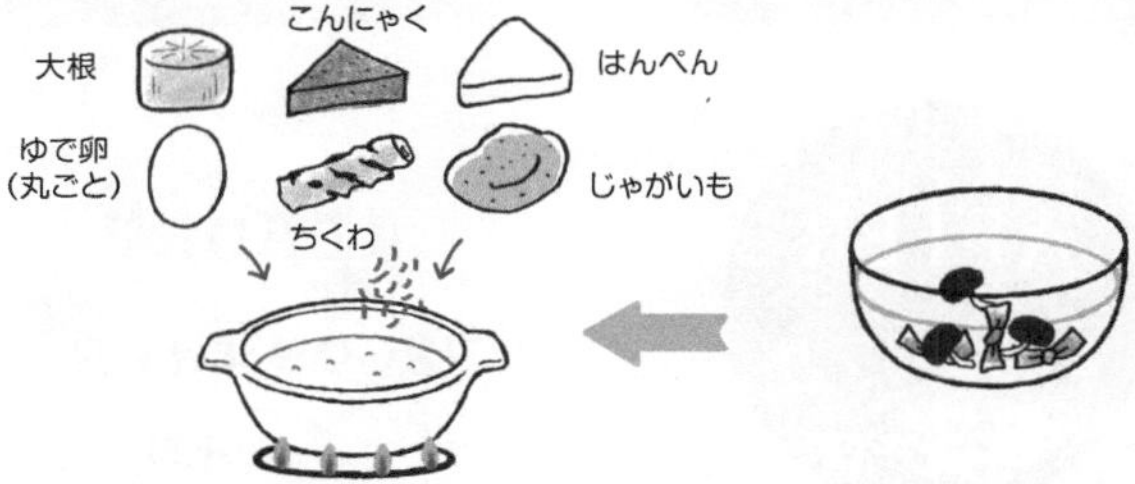

①干し椎茸、ひねり昆布を一晩水に浸けておく。

②①の戻し汁を土鍋にかけ、かつお節を入れ、ひと煮立ちしたら漉（こ）す。その中に具を入れ、醤油、みりん、酒を入れ、味が染みるまで煮る。はんぺんは最後に入れる。

著者の「1日1食」効果

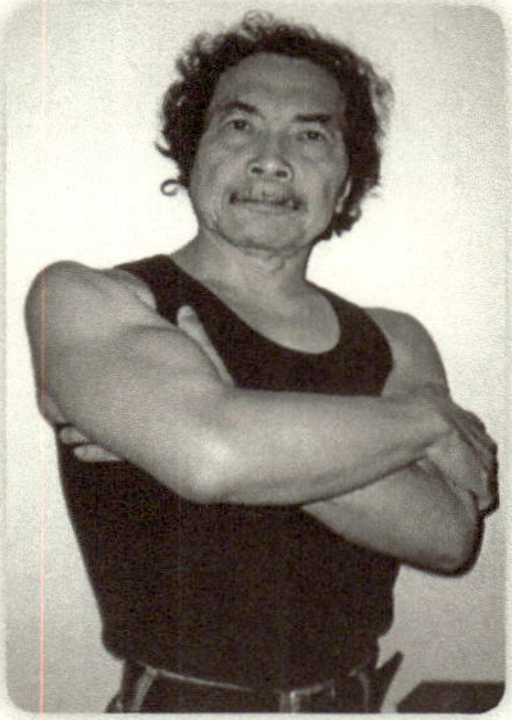

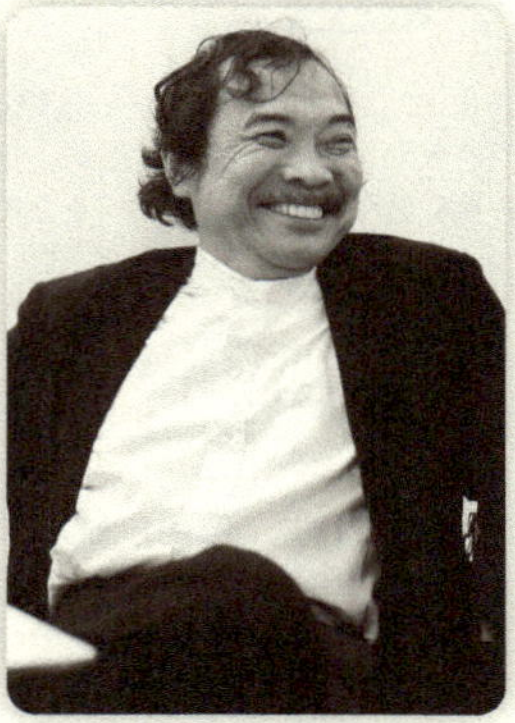

AFTER
2015年7月
63キロ

BEFORE
2009年11月
72キロ

※写真右は『Veggy STEADY GO!』2010年1月号より

第9章

いのちの不思議
「不食」のひとたち

七〇年以上、不食不飲――ヨガ行者の神秘

水も飲まず、排泄もせず

あなたは信じられますか?

七〇年以上、何も食べず、飲まずに生きている人がいることを……。

さらに、彼は排泄すら、いっさいしていない。ここまで書くと、一〇人中九人は「ウッソだろう!」と、笑い飛ばすでしょう。まさに、悪い冗談以下にしか、受け取ってもらえない。しかし、それは事実なのです。

その「不食」の人の名は、プララド・ジャニ翁。二〇一一年の時点で八三歳ですから、存命なら八七歳。インド、アーメダバードの北方一二〇キロの洞窟で隠遁生活を送るヨガの行者です。その不食にいたるきっかけも神秘的です。まだ幼い八歳のころ、女神に祝福されて、不食不飲の霊力を授かった、という。それ以来、七〇年以上、食物どころか飲み物もいっさい口にしていない。

ここまでの話なら、まさにトンデモ番組のネタで終わりそう。ところが、ジャニ翁はちがいます。その不食伝説にインドの医者たちが注目したのです。さらにインド国

防省まで、その不食の謎を解き明かす研究チームを発足させた。二〇一〇年四月二二日から、インド国防省と科学者の合同チームは、ジャニ翁の不食研究をスタート。場所は、インド西部のアーメダバード病院。参加したのは約三〇人の医師団。実験に応じたジャニ翁に対して、一五日間、徹底した観察が続行された。とにかく二四時間の厳密な監視体制が敷かれた。翁の行住坐臥、一挙手一投足まで、観察された。そして、その結論は……。

「ジャニ翁は、水一滴飲まなかった」

それどころか排泄もしていない。

エネルギー源はどこから？

三〇人の医師たちは、この老人の〝特異〟体質に仰天した。

研究チームの一人、スデイル・シャー博士（神経学者）は、会見に詰めかけた記者団の前で慨嘆《がいたん》するのみ。

「ジャニ翁が、いったいどのようにして生存しているのか、わからなかった。彼に何が起きているのか？　いまだ、謎のままです」

この老人の存在は、これまでの〝常識〟の栄養学を、根底から覆すものでした。この一人のヨガ行者は、〝栄養学の父〟フォイトのカロリー理論や肉食礼賛などを、根底から吹き飛ばしてしまった。

翁は、医師や記者団の騒然とした様子を尻目に飄然《ひょうぜん》と瞑想をしている。

シャー博士は、頭をかきむしりながら、こう推測する。

「ジャニ翁が生命エネルギーを、水や食糧から得ていないことは明らかです。であれば、周囲からエネルギーを得ているに違いない。たとえば、エネルギー源が日光の可能性すらある」「とにかく、カロリー以外のエネルギー源があるはずだ」

この直感は、なかなか正しいことは、あとでわかります。

医学の新しい次元へ

ここまで読んでも「信じられない！」「必ず隠れて食べてるはずだよ」と、反論、疑問の声が出そうです。

じつは、ジャニ翁の「不食」を確認したのは、この研究チームが最初ではない。

これに先立つ二〇〇六年八月、某病院で翁の四四日にわたる完全断食が複数の専門家たちにより観察され、証明されている。

衝撃はインド中に広がり、同年、なんと会員四〇〇人を要するインド医学会は、専門の研究団を結成し、一〇日間にわたり、ジャニ翁の精密検査を行っている。やはり、翁は二四時間、監視カメラの前におかれ、動静は研究スタッフにより徹底観察（監視）された。入浴などは禁止。口を洗うときも一〇〇ccの水を用意し、うがい後、吐き出し、一滴も飲んでいないことを確認するという徹底ぶり。こうして、やはり医師団は、翁が完全不食不飲で、一切の排泄も行っていない、ことを確認したのです。

そこで医師団は、ジャニ翁の身体に興味深い現象を観察しています。

「体内では、尿が外に排泄されず、再び、膀胱壁から吸収されている！」

さらに前出のシャー博士は、感慨をこめて、こう語っています。

「ジャニ翁の存在は、もしかしたら、人体の理解と医学の新しい次元へのきっかけになる可能性がある」

六年間、水も飲まない弁護士もいる

「食べない人たち」の波紋

「不食不飲の人……」

それは、もはやテレビのトンデモ番組の話題では収まらなくなってきた。

調査、取材を進めるとジャニ翁が特別な存在ではないことも判明。世界各地に「不食」の人が数多く存在することが、広く、知られるようになってきたのです。

日本でも『人は食べなくても生きられる』（三五館）の著者、山田鷹夫氏が有名です。彼は、もはや現代に生きる求道の行者そのもの。二〇一四年には、無人島で一三〇日の不食実験に挑戦し、その記録も著しています。（『無人島、不食130日』三五館）

山田さんとは著書『不食実践ノート』（三五館）で、私も対談したが、じつにエネルギッシュで痛快な方です。いまや、日本屈指の実践哲学者と言っても過言ではありません。

そうして、ついに決定的な書籍が発刊されました。それが『食べない人たち』（前出）です。そこには「六年間水も飲まない弁護士・医学博士」（秋山佳胤《よしたね》氏）、「一八年間、一日青汁一杯の鍼灸師」（森美智代さん）、「不食の人体実験に自ら挑んだ思想家」（山田鷹夫氏）が、共著者の実例として登場しています。

この中でも衝撃は、完全不食者、秋山氏の存在でしょう。彼の肩書きの一つに医学博士とあります。その彼自身が六年間の不食生活を証言しているのです。

プラーナ（宇宙エネルギー）

秋山弁護士が不食に目覚めたのは、二〇〇六年、一人の女性に出会ったからです。そのかたは、オーストラリア人で、完全不食で世界的に有名なジャスムヒーンさん。美しい金髪女性です。彼女は、一九九六年以来、食物の摂取をやめて、プラーナ（宇宙エネルギー）だけで生きている、という。

ここで、宇宙エネルギーというと、それだけでうさん臭く思うでしょう。

ところが、最新科学の世界では、宇宙は「無」ではなく……見えないエネルギーに満たされていることが証明されています。もっともわかりやすいのは「場」エネルギーです。真空は、実は「無」ではない。そこには、少なくとも「電場」「磁場」「重力場」という三つの「場」（フィールド）が存在します。それぞれの「場」はエネルギーを持っています。だから、真空は「無」ではない。「有」である。逆に、エネルギーの〝貯蔵庫〟のようなものです。真空は、これら三つの「場」エネルギーが、三方向から拮抗しています。だから、「無」に見えるだけです。一つの「場」エネルギーを無くせば、他の二つの「場」エネルギーが出現します。それが、宇宙エネルギーの原理のようです。

そのエネルギーが「光」になったり「熱」になったり、「物質」になったりするのです。だから仏教の般若心経でいう「色即是空《しきそくぜくう》」「空即是色《くうそくぜしき》」（存在は空であり、空は存在である）は、正しかったようです。

物理学の世界でも、もはや、宇宙エネルギーの存在は確実視されています。しかし、現在の時点では、それに触れる事はタブーです。空中から、エネルギーが取り出せる。そんな無料（フリー）のエネルギーの存在が知られたら、石油や原子力利権が崩壊します。だから、〝かれら〟は、その存在を徹底的に隠蔽《いんぺい》しているのです。

しかし、もはや宇宙のフリーエネルギーの存在は隠しようがありません。

古典物理学の「エネルギー保存の法則」は、誤りだったのです。それは、ウィルヒョウの近代医学、フォイトの栄養学の誤りに通じます。もはや、カビの生えた〝近代科学〟は、通用しません。それを教え、学んでいる大学教育もまた、通用しないのです。

「光」「愛」の波動で生きる

さて――。

完全不食の人、ジャスムヒーンさんの話題にもどりましょう。

一九九六年から完全不食で生きるようになった彼女は、自らの体験を世界中の人々に著書やワークショップで伝えています。

秋山氏は、その出会いで不食の生き方を選びます。

「宇宙がエネルギーに満ちているのは事実です」「そのエネルギーによって、素粒子の生成・分化が進み、さらに星々をつくり、そこから地球で暮らす私たちの肉体も生じています。その大もとのエネルギーをプラーナと考えて良いのかもしれません。それは『光』、『バイブレーション』（振動）あるいは『愛』といい換えることもできます」

「存在するすべての物質は、天地の始まり以来のエネルギーであるプラーナによって存在しているのです。したがって、物質的な食物からわざわざエネルギーを摂取しなくても、天地に満ちている大もとのエネルギーであるプラーナをとるだけで、人間は生きることができるはずです。そして、そのことを自らの体を使って実験し、証明したのがジャスムヒーンさんでした」（秋山氏　前出『食べない人たち』、参照）

餓死でなく、食べない〝恐怖〟で死ぬ

一年間、完全不食で難病完治

完全不食者は、私の周りにもいました。

『やってみました！1日1食』（三五館）の読者で、整体師の米澤浩さん（五二歳）。彼は、自らの難病「潰瘍性大腸炎《かいようせい》」を克服するために「一年間の完全不食を実行した」のです。きっかけは山田さんや、森さんの著書。それらを読んで思った。「食べなくても死なないんだァ！」「この人たち特別じゃないんだ」「食べるのやーめた」

軽いノリでスタート。口にするのは水、お茶、コーヒーのみ。すると……まず。「潰瘍性大腸炎は完全に消えました」（米澤さん）

体重約八八キロが、七一キロまで減った。ところが「それ以上、やせなくなった。食べなくてもやせないんだ！　と気づきました」。

ちょうど一年間の完全不食をクリア。今でも、一日一食で、私の講演会などに顔を出してくれる。見た目のガタイも逞《たくま》しく、とても五〇代には見えない。三七、八くらいに見られる、という。近代栄養学の常識を根底から吹き飛ばす「不食」の人が、私の身近にもいたのです。

まさに「人は食べなくても生きていける」のです。

チリ鉱山三三人の奇跡

「ぜったいウソだ」「ありえない」

ここまで読んでも、首をふる。それが、ふつうの反応でしょう。

「食べなきゃ、餓死して当然」

このように、私たちは〝常識〟として、刷り込まれています。だから「食べない」で生きている人など、はなから信じられないのです。きわもの、ペテンと決め付けてしまいます。山田鷹夫さんは、餓死という現象を、次のように解釈しています。

「食べないで死ぬ原因とは、『食べられなかったらどうしよう！』という恐怖心によるものだ」

そこで思い出すのが、あのチリ鉱山の奇跡です。覚えているでしょうか？

二〇一〇年、チリの鉱山で起きた落盤事故。地下七〇〇メートルに閉じ込められた三三人の労働者たちは、事故から六九日目に、奇跡的に救出されたのです。救出劇を見守る世界中の人々を驚かせたのが、彼らの元気ぶりでした。それは餓死寸前の衰弱しきった外見ではなく、意気軒昂《けんこう》で、地上に現れるやガッツポーズまで見せたのです。

彼らが口にしたのは、三日で一人当たり「缶詰めツナ二さじ」「クラッカー二分の一枚」「ミルク二分の一カップ」……程度。まさに、完全断食に近い。そして、一日に一度、全員が集い神に祈りを捧げた。まさに、その信仰の祈りによる心の平安と希望が、彼らを救ったのです。

空腹感を幸福感でとらえる

不安の感情は、不快ホルモン、アドレナリンを分泌させ、平安は、快楽ホルモン、エンドルフィンを分泌させます。それは百八十度、真逆の生理効果をもたらすのです。いうまでもなくアドレナリンは毒蛇の三〜四倍の毒をもつ〝猛毒〟です。それが、恐怖と不安で体内に生成されれば、その〝毒〟で人は死んでいくのです。

超少食で知られる俳優の榎木孝明さんは、興味深い発言をしています。

「仙人は、霞《かすみ》を食べて生きている。僕はそれを本当だと思っています。食べなければ死ぬ、と思っている人は死ぬ。食べなくても死なないと思っている人は、食べなくても死なないのです」

これは、美輪明宏氏らが司会の『オーラの泉』（テレビ朝日）にゲスト出演した時の発言です。まさに、その通りだと思います。

これは一日一食でもいえます。空腹感を恐怖感でとらえた人は、衰弱するでしょう。空腹感を幸福感でとらえた人は、壮健となるのです。まさに、それは感謝の心のなせる業です。

生命に四つのエネルギー系がある

酸化・解糖・核・宇宙エネルギー

さて——。

数多くの完全「不食」の人々の存在を、どう説明したらいいのでしょう？

実は、これまで、フォイト栄養学に〝洗脳〟されてきた現代人は、生命のエネルギー源は、カロリーしかないと信じてきました。しかし、実は四段階のエネルギー系があることが、判明してきました。

❶カロリー理論（酸化エネルギー系）
❷解糖理論（解糖エネルギー系）
❸元素転換理論（核エネルギー系）
❹経絡造血理論（宇宙エネルギー系）

我々が学校で習ったのは❶酸化エネルギー系のみです。しかし、糖は酸化だけでなく分解でもエネルギーを発生します。この時は、酸素が不要です。それが❷解糖エネルギー系です。このエネルギーの存在を強調するのが安《あ》保《ぼ》徹《とおる》博士（元新潟大教授）です。酸素がない状態では、糖分は分解され、エネルギーを発生したのち、乳酸になります。❸核エネルギー系は、初めて耳にする人がほとんどでしょう。私は昔から不思議でした。それは、渡り鳥がなぜ、ほとんど食べずに地球を半周もできるのか？　という謎です。カロリー理論のみなら、腹一杯食べてエネルギーを蓄える必要があるはずです。しかし、それでは、体重が増えて地球半周など、さかだちしても不可能です。カロリー以外のエネルギー源が存在するはずだ、と思っていました。

それが、安保博士の一言で氷解したのです。

「生体内で元素転換が行われているのです。いうなれば、体内に〝原子炉〟があるのと同じだな」

安保博士は、アッサリ言ってニヤリ。安保博士が、この生体内元素転換に気づいたきっかけは、なんと私の一言。「船瀬さんが、『渡り鳥がほとんど何も食べず地球を半周するのは、体内で核反応が起こっているからとしか考えられませんね』と、つぶやいたことが耳に残り、それがヒントになって、カリウム40の元素転換理論に到達した」と言うのです。すでに、医学界でもカリウム40が体内でカルシウムに元素転換している事実を認めているそうです。この生体内「元素転換」を最初に確認したのは、フランスの生理学者ルイ・ケルブランです。様々な生体内での「元素転換」を発見し、一時はノーベル賞候補にまで推されながら、その学説は圧殺されました。マスメディアからも黙殺。こうして学者生命を断たれたのです。その発見が、既成学界や医療利権にとって〝不都合な真実〟だったからです。

ソマチッドと宇宙エネルギー

最後の❹宇宙エネルギー系は、さらに驚天動地《きょうてんどうち》でしょう。

私は私淑する自然医学界の泰斗《たいと》、森下敬一博士（前出）に、尋ねました。

「不食の人というのは、なぜ存在できるのでしょう？」

先生は、頑健な肩を大笑いで揺すりながら、こう答えたのです。

「ハッハッハ……それは、かんたんですよ。まずね、身体の経絡に太陽の光が当たる。すると、そこにソマチッドがうじゃうじゃ、増殖する。それが、赤血球になり、万能細胞になって体細胞となる。だから、まあ……人間も光合成できる、ということですね」

最初、私は、この説明にポカンとしてしまった。目からウロコ以上の衝撃でした。

ここで登場するソマチッドとは、フランスの生理学者ガストン・ネサンが血液中に発見した微小な生命体のこと。ネサンは高精度の顕微鏡で観察し、それが少なくとも一六段階に変態することをつき止めました。さらに、ソマチッドは植物や鉱物にも存在する不死の生命体で、彼は、それが生命の起源と考えました。しかし、ネサンもまた既成学界から徹底弾圧され、カナダに〝亡命〟して、学究生活を続けています。

森下博士は、このソマチッド理論と、鍼灸の経絡理論を統合して、「経絡造血理論」を構築したのです。

「聖なる栄養」プラーナで生きる

目には見えないエネルギー

ちなみに、「不食」の人、秋山弁護士は、「不食は、そんなにむずかしいことではない」と述べています。「不食」と聞いただけで、ヒエーッと、たいていの人はのけ反ってしまいます。しかし「それは常識がじゃまをしているだけなのです」（秋山氏）。

彼の解説は、一般の人々にとっては、まさに衝撃的でしょう。

「不食とは、厳密には何も食べないことではありません。物質的な食物の代わりに、目には見えないエネルギーであるプラーナを食べています。プラーナは大気中に存在するだけでなく、宇宙のいたるところに存在します。しかも、無限にあり、お金もいっさいかかりません。まさに、究極のフリーエネルギーといってもよいでしょう」

あなたは、ただ唖然呆然でしょう。

不食者たちは、このエネルギーを「神々の食べ物」「聖なる栄養」と呼んでいます。

「物質的な食物にたよらずに、神々の食べ物であるプラーナで生きていくのも、悪くないな、と考えるようになっていきました」（秋山氏）

ちなみに、「体に必要な水分もプラーナから合成されている」といいます。それを秋山氏は、体感しています。

「純粋なエネルギーであるプラーナで生きたほうが、体にとっては効率よく、疲れも溜まらないのです」

争わない不食の生き方

宇宙エネルギーで、最大のものが太陽エネルギーです。そこで、森下博士は、太陽エネルギーを経絡で受け止め、そこにソマチッドが増殖して、エネルギーと肉体を生じる……という「経絡造血」を発見したのです。

ちなみにプラーナのエネルギーは呼吸からも吸収されます。

野菜だけで生きる人をベジタリアンといいます。不食の人は、自らをブレサリアン（呼吸主義者）などと呼んでいます。ヨガ行者も、道教でいう仙人も、このプラーナを取り入れて、生きているのです。そこにいたるには「愛」と「感謝」の心が必要です。

その一人、秋山氏からのメッセージです。

「誰とも奪い合うことがない不食こそ、争いのない、真に平和な地球をつくっていく、これからの人類の新しい生き方になると思われます」

「オレには無理だなぁ……！」「わたしには、とても、とても……」

これが、ほとんどの人の反応でしょう。

しかし「食べなくても生きている」人たちがいる。あるいは「一日一食」で二〇歳近くも若く見え、生き生きと生きている人がいる。

その現実は、あなたの生き方に大きなヒントと励みをあたえてくれるはずです。

「生き方」を変えてみませんか？

エピローグ――笑いと、感謝で、ゆったりと

「食べない」と、体が変わる、心も変わる

〝足し算〟から〝引き算〟へ

たくさん食べれば、たくさん幸せ……!?

私たちは、知らず知らずのうちに、〝足し算〟の発想で、生きてきました。

その結果は、どうでしょう? あなたの周りには、その〝結果〟が見当たりませんか? それどころか、あなたのお腹まわりが、その〝結果〟なのです。

たっぷんと出っ張ったお腹。ベルトを締めると〝浮輪〟がはみだす。本書に登場した方たちも、ほとんど最初はそうでした。しかし、彼ら、彼女らの、アタマの中で何

かが変わったのです。

そうです。〝足し算〟の発想から、〝引き算〟の発想にスイッチ・オフしたのです。

そのひきがねは、私の著書『3日食べなきゃ、7割治る!』『やってみました!1日1食』(三五館)などです。

私は、これまでヨガを学び、自然医学を学び、万病の原因は〝体毒〟であることを知りました。そして、その毒素は、身体の新陳代謝の能力を超えるほど食べたために、体に溜まっていることを知ったのです。代謝つまり排泄しきれない毒素は、老廃物として、身体のどこかに溜めるしかありませんよね。

それは、脂肪組織や全身細胞などに、やむをえず溜め込まれます。

身体中に〝毒〟が溜まっていく。これは、生命としては、たまったものではありません。

流れる命は〝腐らない〟

身体は、なんとかそれを外に出そうとします。

下痢、嘔吐は、その緊急手段です。発疹、吹き出物、アトピーなどの皮ふ炎も、皮ふから毒素を排泄しようとしているのです。ぜんそく、咳などは呼吸器から必死で

〝毒〟を排出しようとしている現れです。

私は、二五歳のとき沖ヨガ道場での、沖正弘導師のイメージをありありと思い出します。黒板に、チョークの音をたてながら力強く書かれた〝IN　OUT〟の文字。「これが命だ！」と大喝した、先生のお声。生命は「流れ」だ。そのとき、はっきりと理解しました。〝OUT〟を超えたものを〝IN〟すれば、生命の流れは、損なわれます。「流れる水は腐らない」そして「流れない水は腐る」のです。

古来、言われます。命も同じことです。

「流れる命は腐らない」しかし「流れない命は腐る」のです。

〝腐る〟とは、体内に溜まった毒素が、悪さをすることです。

それが〝病気〟なのです。毒素が溜まった組織は、当然、新陳代謝が阻害されています。酸素や栄養分が欠乏し、逆に二酸化炭素や老廃物が過剰です。そんな、弱った組織は外敵に対する抵抗力も低下しています。だから、そこに、バクテリアやウイルスなどが繁殖、増殖するのです。体内微生物の反乱です。これが感染症の正体です。

炎症もガンも〝汚れ〟から

身体は慌てて、攻撃部隊を派遣します。それが、免疫細胞の白血球部隊です。なかでも顆粒球は、強力な攻撃兵器を備えています。「火炎放射器」です。つまり、活性酸素の炎を病原菌やウイルスに放射して、焼き尽くす。しかし、〝火炎〟はミクロの敵だけを焼き殺すだけではない。当然、組織や臓器も炎を浴びます。その部位は発熱する。腫れる。痛む。これが、「炎症」です。まさに、読んで字のごとし。

よく、病名で「××炎」と付けられます。その正体をさかのぼれば、その原因は、けっきょくは〝体毒〟にあったのです。その〝体毒〟の原因は、食べ過ぎ……という、あっけない結論です。なら、食べ過ぎなければ、「××炎」という病気も、起こりようがない。それは、ガンにも同じことがいえます。

「ガンは、血液の〝汚れ〟から起きる」

これは、もはや確定的です。内外の先進的研究者は、すべてこの結論に到達しています。血液の〝汚れ〟とは、いうまでもなく〝体毒〟です。それが血液を汚した状態を〝瘀血〟といいます。進行すると、血液は腐敗し始めます。これが敗血症です。発症すると短時間で悪化し数日で死亡することもあります。その最悪事態を避けるために、身体の弱った組織、臓器が、自らを犠牲にして〝毒〟を溜める〝ゴミ捨て場〟になるのです。

これがガンの正体です。つまり、ガンは血液の「浄化装置」であり、宿主である患者にとっては「延命装置」なのです。

なら、体内に汚れ（体毒）を入れなければ、もう〝ゴミ溜め〟は必要なくなります。だから、断食などで〝ＩＮ〟をストップさせれば、後は〝ＯＵＴ〟が〝体毒〟を速やかに排毒し、身体は自己浄化され、〝ゴミ溜め〟も自然に消えていきます。

これが、ガンの自然退縮です。

体が変わる、心も変わる

「癌」という字をよく見れば、「病だれ」に「品物」の「山」。

つまり――食品を、山ほど食べれば、癌になる――という戒めなのです。

うつ病などの心の病や認知症も、〝汚れ〟で起こります。悩や神経に溜まった毒素（神経毒）が、悪さをしているのです。その〝毒〟をデトックスしてやれば、頭も心もすっきりします。心は平安に満たされ、怒れなくなるのも、当然ですね。

このように万病は、過食により溜まった〝体毒〟で起こります。

過食をやめれば、〝体毒〟は体外に排泄され消えていきます。あとには、宇宙からいただいたクリーンな理想的な生命体が残ります。そこでは、自然治癒力は最大限に発揮されます。あらゆる病気がみるみる治癒していく、それは、あたりまえです。

これが、ファスティングが万病を治す原理です。なんと、かんたんなことでしょう。

あまりにシンプルすぎて、笑ってしまうでしょう。

だから、「食べない」と、体が変わる、心も変わる……のです。

空腹感はうっとり幸福感

どうです？

〝足し算〟ではなく、〝引き算〟の発想が、真実の命と体と心を与えてくれる。

そのことが、おわかりになったでしょう。

ここで、究極の命のあり方を、もういちど思い出してください。

それは、「笑い」と「感謝」です。

どんなときにも笑えて、どんなときにも感謝できる……。それこそ、至福に満ちた命の境地です。

「オレにゃあ無理だな……」

あなたは頭をかいて苦笑いでしょう。

だけど、まず、〝足し算〟から〝引き算〟に、人生の発想を換えてみませんか？

笑いながら、感謝しながら、ゆったりと……。

ときには、失敗したり、後戻りしてもいいじゃないですか。修行僧じゃないんだから。まずは、鼻歌まじりで一日二食から、空腹感を、うっとり幸福感で味わってみてください。

「オ、おお……来た、来た……」

うれしい笑いが、こみあげてくることでしょう。

二〇一五年七月

船瀬俊介

本書は、文庫書下ろしです。

|著者|船瀬俊介　1950年福岡県生まれ。九州大学理学部を経て、早稲田大学文学部卒業。医療、食品、環境問題に取り組むジャーナリスト・評論家。日本消費者連盟の活動に参加した後、独立。以来、消費、環境問題を中心に執筆、評論、講演などを行っている。著書多数だが、近著では自身の体験をもとにした『3日食べなきゃ、7割治る！』『やってみました！1日1食』『若返ったゾ！ファスティング』（すべて三五館）、『できる男は超少食』（主婦の友社）などがベストセラーに。『STAP細胞の正体――「再生医療は幻想だ」復活！　千島・森下学説』（花伝社）もある。人を活かす医療を求めて「新医学宣言」を提唱している。
同好の士を募って定期的に「船瀬塾」を主宰している。
窓口：株式会社ワンダー・アイズ　https://wonder-eyes.shop

万病《まんびょう》が治《なお》る！　20歳若返《さいわかがえ》る！　かんたん「1日《にち》1食《しょく》」!!
船瀬俊介《ふなせしゅんすけ》

2015年8月12日第1刷発行
2024年5月29日第5刷発行

発行者――森田浩章
発行所――株式会社　講談社
東京都文京区音羽2-12-21　〒112-8001
電話　出版（03）5395-3510
　　　販売（03）5395-5817
　　　業務（03）5395-3615
Printed in Japan

講談社文庫
定価はカバーに表示してあります

KODANSHA

デザイン―菊地信義
本文データ制作―講談社デジタル製作
印刷――株式会社KPSプロダクツ
製本――株式会社KPSプロダクツ

ISBN978-4-06-293171-7

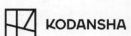

講談社文庫刊行の辞

二十一世紀の到来を目睫に望みながら、われわれはいま、人類史上かつて例を見ない巨大な転換期をむかえようとしている。

世界も、日本も、激動の予兆に対する期待とおののきを内に蔵して、未知の時代に歩み入ろうとしている。このときにあたり、創業の人野間清治の「ナショナル・エデュケイター」への志を現代に甦らせようと意図して、われわれはここに古今の文芸作品はいうまでもなく、ひろく人文・社会・自然の諸科学から東西の名著を網羅する、新しい綜合文庫の発刊を決意した。

激動の転換期はまた断絶の時代である。われわれは戦後二十五年間の出版文化のありかたへの深い反省をこめて、この断絶の時代にあえて人間的な持続を求めようとする。いたずらに浮薄な商業主義のあだ花を追い求めることなく、長期にわたって良書に生命をあたえようとつとめるところにしか、今後の出版文化の真の繁栄はあり得ないと信じるからである。

同時にわれわれはこの綜合文庫の刊行を通じて、人文・社会・自然の諸科学が、結局人間の学にほかならないことを立証しようと願っている。かつて知識とは、「汝自身を知る」ことにつきていた。現代社会の瑣末な情報の氾濫のなかから、力強い知識の源泉を掘り起し、技術文明のただなかに、生きた人間の姿を復活させること。それこそわれわれの切なる希求である。

われわれは権威に盲従せず、俗流に媚びることなく、渾然一体となって日本の「草の根」をかたちづくる若く新しい世代の人々に、心をこめてこの新しい綜合文庫をおくり届けたい。それは知識の泉であるとともに感受性のふるさとであり、もっとも有機的に組織され、社会に開かれた万人のための大学をめざしている。大方の支援と協力を衷心より切望してやまない。

一九七一年七月

野間省一

講談社文庫　目録

東山彰良　女の子のことばかり考えていたら、1年が経っていた。
平田研也　小さな恋のうた
日野　草　ウェディング・マン
平岡陽明　僕が死ぬまでにしたいこと
ビートたけし　浅草キッド
ひろさちや　すらすら読める歎異抄《たんにしょう》
藤沢周平　新装版 春秋の檻〈獄医立花登手控え(一)〉
藤沢周平　新装版 風雪の檻〈獄医立花登手控え(二)〉
藤沢周平　新装版 愛憎の檻〈獄医立花登手控え(三)〉
藤沢周平　新装版 人間の檻〈獄医立花登手控え(四)〉
藤沢周平　新装版 闇の歯車
藤沢周平　新装版 市塵(上)(下)
藤沢周平　新装版 決闘の辻
藤沢周平　新装版 雪明かり
藤沢周平　義民が駆ける〈レジェンド歴史時代小説〉
藤沢周平　喜多川歌麿女絵草紙
藤沢周平　闇の梯子
藤沢周平　長門守の陰謀
古井由吉　この道

藤田宜永　樹下の想い
藤田宜永　女系の総督
藤田宜永　女系の教科書
藤田宜永　血の弔旗
藤田宜永　大雪物語
藤　水名子　紅嵐記(上)(中)(下)
藤原伊織　テロリストのパラソル
藤本ひとみ　新・三銃士 少年編・青年編〈ダルタニャンとミラディ〉
藤本ひとみ　皇妃エリザベート
藤本ひとみ　失楽園のイヴ
藤本ひとみ　密室を開ける手
藤本ひとみ　数学者の夏
福井晴敏　亡国のイージス(上)(下)
福井晴敏　終戦のローレライ I～IV
藤原緋沙子　遠花火〈見届け人秋月伊織事件帖〉
藤原緋沙子　春《はる》疾風《はやて》〈見届け人秋月伊織事件帖〉
藤原緋沙子　暖《ぬくめ》鳥《どり》〈見届け人秋月伊織事件帖〉
藤原緋沙子　霧の路《みち》〈見届け人秋月伊織事件帖〉
藤原緋沙子　鳴《なる》子《こ》守《もり》〈見届け人秋月伊織事件帖〉

藤原緋沙子　夏ほたる〈見届け人秋月伊織事件帖〉
藤原緋沙子　笛吹川〈見届け人秋月伊織事件帖〉
藤原緋沙子　青《せい》嵐《らん》〈見届け人秋月伊織事件帖〉
椹野道流　亡羊の嘆〈鬼籍通覧〉
椹野道流　新装版 暁天の星〈鬼籍通覧〉
椹野道流　新装版 無《む》明《みょう》の闇〈鬼籍通覧〉
椹野道流　新装版 壺《こ》中《ちゅう》の天〈鬼籍通覧〉
椹野道流　新装版 隻《せき》手《しゅ》の声〈鬼籍通覧〉
椹野道流　新装版 禅《ぜん》定《じょう》の弓〈鬼籍通覧〉
椹野道流　池《ち》魚《ぎょ》の殃《わざわい》〈鬼籍通覧〉
椹野道流　南《なん》柯《か》の夢〈鬼籍通覧〉
深水黎一郎　ミステリー・アリーナ
深水黎一郎　マルチエンディング・ミステリー
藤谷　治　花や今宵の
古市憲寿　働き方は「自分」で決める
船瀬俊介　かんたん「1日1食」!!〈万病が治る! 20歳若返る!〉
藤野可織　ピエタとトランジ
古野まほろ　身元不明《ジェーンドウ》〈特殊殺人対策官 箱崎ひかり〉
古野まほろ　陰陽少女

村上春樹　遠い太鼓
村上春樹　国境の南、太陽の西
村上春樹　やがて哀しき外国語
村上春樹　アンダーグラウンド
村上春樹　スプートニクの恋人
村上春樹　アフターダーク
村上春樹／佐々木マキ絵　羊男のクリスマス
村上春樹／佐々木マキ絵　ふしぎな図書館
村上春樹／糸井重里　夢で会いましょう
村上春樹・文／安西水丸・絵　ふわふわ
U・K・ル＝グウィン／村上春樹訳　空飛び猫
U・K・ル＝グウィン／村上春樹訳　帰ってきた空飛び猫
U・K・ル＝グウィン／村上春樹訳　素晴らしいアレキサンダーと、空飛び猫たち
U・K・ル＝グウィン／村上春樹訳　空を駆けるジェーン
T・ファリッシュ著／B・ルート絵／村上春樹訳　ポテト・スープが大好きな猫
村山由佳　天翔る
睦月影郎　密通妻
睦月影郎　快楽アクアリウム
向井万起男　渡る世間は「数字」だらけ

村田沙耶香　授乳
村田沙耶香　マウス
村田沙耶香　星が吸う水
村田沙耶香　殺人出産
村瀬秀信　気がつけばチェーン店ばかりでメシを食べている
村瀬秀信　それでも気がつけばチェーン店ばかりでメシを食べている
村瀬秀信　地方に行っても気がつけばチェーン店ばかりでメシを食べている
虫眼鏡　東海オンエアの動画が6.4倍楽しくなる本〈虫眼鏡の概要欄 クロニクル〉
森村誠一　悪道
森村誠一　悪道 西国謀反
森村誠一　悪道 御三家の刺客
森村誠一　悪道 五右衛門の復讐
森村誠一　悪道 最後の密命
森村誠一　ねこの証明
毛利恒之　月光の夏
森博嗣　すべてがFになる〈THE PERFECT INSIDER〉
森博嗣　冷たい密室と博士たち〈DOCTORS IN ISOLATED ROOM〉
森博嗣　笑わない数学者〈MATHEMATICAL GOODBYE〉
森博嗣　詩的私的ジャック〈JACK THE POETICAL PRIVATE〉

森博嗣　封印再度〈WHO INSIDE〉
森博嗣　幻惑の死と使途〈ILLUSION ACTS LIKE MAGIC〉
森博嗣　夏のレプリカ〈REPLACEABLE SUMMER〉
森博嗣　今はもうない〈SWITCH BACK〉
森博嗣　数奇にして模型〈NUMERICAL MODELS〉
森博嗣　有限と微小のパン〈THE PERFECT OUTSIDER〉
森博嗣　黒猫の三角〈Delta in the Darkness〉
森博嗣　人形式モナリザ〈Shape of Things Human〉
森博嗣　月は幽咽のデバイス〈The Sound Walks When the Moon Talks〉
森博嗣　夢・出逢い・魔性〈You May Die in My Show〉
森博嗣　魔剣天翔〈Cockpit on knife Edge〉
森博嗣　恋恋蓮歩の演習〈A Sea of Deceits〉
森博嗣　六人の超音波科学者〈Six Supersonic Scientists〉
森博嗣　捩れ屋敷の利鈍〈The Riddle in Torsional Nest〉
森博嗣　朽ちる散る落ちる〈Rot off and Drop away〉
森博嗣　赤緑黒白〈Red Green Black and White〉
森博嗣　四季 春～冬
森博嗣　φ《ファイ》は壊れたね〈PATH CONNECTED φ BROKE〉
森博嗣　θ《シータ》は遊んでくれたよ〈ANOTHER PLAYMATE θ〉

森 博嗣 τ《タウ》になるまで待って〈PLEASE STAY UNTIL τ〉
森 博嗣 ε《イプシロン》に誓って〈SWEARING ON SOLEMN ε〉
森 博嗣 λ《ラムダ》に歯がない〈λ HAS NO TEETH〉
森 博嗣 η《イータ》なのに夢のよう〈DREAMILY IN SPITE OF η〉
森 博嗣 目薬α《アルファ》で殺菌します〈DISINFECTANT α FOR THE EYES〉
森 博嗣 ジグβ《ベータ》は神ですか〈JIG β KNOWS HEAVEN〉
森 博嗣 キウイγ《ガンマ》は時計仕掛け〈KIWI γ IN CLOCKWORK〉
森 博嗣 χ《カイ》の悲劇〈THE TRAGEDY OF χ〉
森 博嗣 ψ《プサイ》の悲劇〈THE TRAGEDY OF ψ〉
森 博嗣 イナイ×イナイ〈PEEKABOO〉
森 博嗣 キラレ×キラレ〈CUTTHROAT〉
森 博嗣 タカイ×タカイ〈CRUCIFIXION〉
森 博嗣 ムカシ×ムカシ〈REMINISCENCE〉
森 博嗣 サイタ×サイタ〈EXPLOSIVE〉
森 博嗣 ダマシ×ダマシ〈SWINDLER〉
森 博嗣 女王の百年密室〈GOD SAVE THE QUEEN〉
森 博嗣 迷宮百年の睡魔〈LABYRINTH IN ARM OF MORPHEUS〉
森 博嗣 赤目姫の潮解〈LADY SCARLET EYES AND HER DELIQUESCENCE〉
森 博嗣 馬鹿と嘘の弓〈Fool Lie Bow〉
森 博嗣 まどろみ消去〈MISSING UNDER THE MISTLETOE〉
森 博嗣 地球儀のスライス〈A SLICE OF TERRESTRIAL GLOBE〉
森 博嗣 レタス・フライ〈Lettuce Fry〉
森 博嗣 僕は秋子に借りがある I'm in Debt to Akiko〈森博嗣自選短編集〉
森 博嗣 どちらかが魔女 Which is the Witch?〈森博嗣シリーズ短編集〉
森 博嗣 喜嶋先生の静かな世界〈The Silent World of Dr.Kishima〉
森 博嗣 そして二人だけになった〈Until Death Do Us Part〉
森 博嗣 つぶやきのクリーム〈The cream of the notes〉
森 博嗣 ツンドラモンスーン〈The cream of the notes 4〉
森 博嗣 つぼみ茸《きのこ》ムース〈The cream of the notes 5〉
森 博嗣 つぶさにミルフィーユ〈The cream of the notes 6〉
森 博嗣 月夜のサラサーテ〈The cream of the notes 7〉
森 博嗣 つんつんブラザーズ〈The cream of the notes 8〉
森 博嗣 ツベルクリンムーチョ〈The cream of the notes 9〉
森 博嗣 追懐のコヨーテ〈The cream of the notes 10〉
森 博嗣 積み木シンドローム〈The cream of the notes 11〉
森 博嗣 妻のオンパレード〈The cream of the notes 12〉
森 博嗣 カクレカラクリ〈An Automaton in Long Sleep〉
森 博嗣 DOG&DOLL
森 博嗣 森には森の風が吹く〈My wind blows in my forest〉
森 博嗣 アンチ整理術〈Anti-Organizing Life〉
萩尾望都 森 博嗣 原作 トーマの心臓〈Lost heart for Thoma〉
諸田玲子 森家の討ち入り
森 達也 すべての戦争は自衛から始まる
本谷有希子 腑抜けども、悲しみの愛を見せろ
本谷有希子 江利子と絶対〈本谷有希子文学大全集〉
本谷有希子 あの子の考えることは変
本谷有希子 嵐のピクニック
本谷有希子 自分を好きになる方法
本谷有希子 異類婚姻譚
本谷有希子 静かに、ねぇ、静かに
茂木健一郎 「赤毛のアン」に学ぶ幸福《しあわせ》になる方法
森林原人 セックス幸福論〈偏差値78のAV男優が考える〉
桃戸ハル編・著 5分後に意外な結末〈ベスト・セレクション〉
桃戸ハル編・著 5分後に意外な結末〈ベスト・セレクション 黒の巻・白の巻〉
桃戸ハル編・著 5分後に意外な結末〈ベスト・セレクション 心震える赤の巻〉
桃戸ハル編・著 5分後に意外な結末〈ベスト・セレクション 心弾ける橙の巻〉
桃戸ハル編・著 5分後に意外な結末〈ベスト・セレクション 金の巻〉

2024年3月15日現在